L'Art de la Séduction : en Mode « Chill »

Séduire décontracté ou la façon la plus simple d'aimer

e Brice CŒURDOUX

Sommaire

Introduction :

Bienvenue dans l'univers décontracté de la séduction

Bienvenue dans ce voyage qui vous invite à explorer la séduction d'une manière tout à fait unique. Ici, nous mettons l'accent sur une approche décontractée, où la confiance en soi s'épanouit sans artifices ni pressions inutiles. Dans cet univers, la séduction devient une danse subtile, où l'authenticité et l'écoute attentive sont les maîtres-mots.

Trop souvent, la séduction est entourée de mythes et de clichés qui créent des attentes irréalistes. L'objectif ici est de vous offrir des conseils pratiques et des perspectives éclairantes pour vous guider dans votre parcours vers des relations authentiques et enrichissantes.

Nous allons explorer des domaines essentiels tels que la confiance en soi, la communication non-verbale, l'art de l'écoute active et des idées créatives pour des rendez-vous mémorables. Tout cela dans le but de vous aider à établir des connexions significatives, empreintes de respect, d'intégrité et d'authenticité.

Souvenez-vous, la séduction décontractée est une invitation à être vous-même, sans masques ni prétentions. C'est une célébration de votre unicité et une ouverture aux merveilleuses complexités de ceux que vous rencontrerez en chemin.

Alors, embarquez avec nous dans ce voyage, où chaque chapitre vous rapprochera un peu plus de l'expert en séduction « chill » que vous êtes destiné à devenir. Prêt à découvrir ce que cela signifie vraiment de séduire avec confiance et authenticité ? Let's go!

Soyez vous-même, mais en mieux !

Dans ce chapitre, nous plongeons dans l'importance de l'authenticité dans le processus de séduction. L'auteur nous guide à travers une exploration ludique de notre propre personnalité, mettant en lumière les éléments qui nous rendent uniques et attrayants.

I) Découvrir et embrasser votre authenticité

A) Le miroir de l'authenticité

Un exercice interactif pour identifier vos qualités uniques, vos passions et vos valeurs fondamentales.

Cet exercice est une invitation à vous plonger dans une réflexion quotidienne bienveillante sur vous-même. Il s'agit d'une exploration intime destinée à révéler ce qui vous distingue et ce qui vous rend précieux.

Chaque jour, accordez-vous un moment pour prendre un papier et un stylo, ou utilisez une application de notes sur votre téléphone, et notez trois choses positives à propos de vous-même. Ces éléments peuvent être divers, allant d'une compétence particulière que vous maîtrisez, à une qualité de votre personnalité que vous admirez, ou même une petite victoire que vous avez remportée au cours de la journée. Par exemple, si vous avez réussi à faire sourire un étranger, c'est une belle réussite à célébrer.

L'objectif de cet exercice est double. Tout d'abord, il vous encourage à porter attention à vos forces et à vos réalisations, souvent minimisées dans le tumulte quotidien. En les notant consciencieusement, vous leur accordez la valeur qu'elles méritent. Deuxièmement, il vise à construire une image plus précise et équilibrée de vous-même. En vous focalisant sur les aspects positifs, vous pouvez mieux appréhender votre valeur intrinsèque.

Il est normal que cela puisse sembler étrange ou même difficile au début. Nous avons souvent l'habitude de nous critiquer nous-mêmes plus sévèrement que nous ne le ferions avec les autres. Cependant, avec le temps, cet exercice deviendra une sorte de rituel bienveillant qui vous aidera à cultiver un amour-propre solide et positif.

N'hésitez pas à varier les éléments que vous notez chaque jour. Que ce soit une petite victoire quotidienne, une qualité que vous admirez en vous-même, ou une compétence spécifique, tout contribue à façonner cette image de vous-même en constante évolution. C'est dans ces détails que se trouve votre unicité, et c'est cette authenticité qui émane de vous et attire naturellement les autres.

Souvenez-vous, cet exercice est un voyage intérieur. Il ne s'agit pas de vous comparer aux autres, mais de vous connecter avec ce qui vous rend unique et spécial. C'est un pas important vers l'acceptation et la célébration de vous-même, qui sont des éléments fondamentaux pour une séduction authentique et épanouissante.

B) L'art de l'acceptation

Des conseils pratiques pour embrasser pleinement qui vous êtes, sans chercher à imiter ou à plaire à tout prix.

Une fois que vous avez pris le temps d'identifier ces aspects positifs qui vous rendent unique, la prochaine étape cruciale est de les accueillir pleinement dans votre vie. Cela implique une acceptation inconditionnelle de vous-même, avec toutes vos forces et vos faiblesses.

L'acceptation de soi est une démarche libératrice qui vous permet d'abandonner l'idée de devoir correspondre à un idéal préconçu. Elle ne requiert pas la perfection, mais plutôt une appréciation profonde de votre valeur intrinsèque en tant qu'individu unique.

Pour vous aider dans cette quête, voici quelques conseils pratiques :

1. Pratiquez la bienveillance envers vous-même :
Cultivez une attitude de tendresse et de compréhension envers
vous-même, similaire à celle que vous auriez envers un ami cher.
Lorsque vous faites face à des défis ou à des moments de doute,
rappelez-vous que vous méritez votre propre gentillesse et votre
propre soutien.

2. Célébrez vos succès, petits et grands :
N'attendez pas d'avoir accompli quelque chose d'extraordinaire
pour vous féliciter. Chaque petite victoire compte. Prenez
l'habitude de célébrer vos accomplissements, même les plus
modestes, car ils sont des étapes vers la réalisation de votre plein
potentiel.

3. Reconnaissez et honorez vos émotions :
Accepter qui vous êtes signifie aussi accepter toutes vos
émotions, même celles que vous pourriez considérer comme
"négatives". Permettez-vous d'exprimer et de ressentir vos
émotions sans jugement.

4. Soyez conscient de votre dialogue intérieur :
Prenez conscience de la façon dont vous parlez de vous-même
dans votre esprit. Remplacez les critiques et les jugements par des
affirmations positives et encourageantes.

5. Pratiquez la gratitude envers vous-même :
Prenez régulièrement le temps de réfléchir à ce que vous
appréciez en vous-même. Faites une liste de vos qualités, de vos
compétences et de vos réalisations dont vous êtes fier.

Un exercice particulièrement puissant pour cultiver l'acceptation
de soi consiste à rédiger une lettre à vous-même, comme si vous
écriviez à votre meilleur ami. Dans cette lettre, encouragez-vous,
félicitez-vous pour vos succès, et rappelez-vous que vous méritez
d'être aimé et apprécié pour qui vous êtes.
En pratiquant l'acceptation de soi de manière régulière et
bienveillante, vous vous ouvrez à un nouveau niveau de
confiance en vous et de connexion authentique avec les autres.
Vous découvrirez que votre authenticité est votre plus grand atout
dans l'art de la séduction.

II) : L'importance de la confiance en soi et de l'estime de soi

A) Les fondations de la confiance en soi

Des stratégies pour cultiver une confiance en vous solide et durable, même dans les situations les plus délicates.

La confiance en soi est un atout inestimable dans tous les aspects de la vie, y compris dans le domaine de la séduction. Elle vous offre la liberté de vous exprimer pleinement, de prendre des décisions alignées avec vos valeurs, et de relever les défis avec assurance et détermination.

Voici des stratégies concrètes pour développer et entretenir une confiance en vous solide :

1. Identifiez vos réussites passées :
Prenez régulièrement le temps de vous remémorer des moments de succès, peu importe leur ampleur. Que ce soit dans votre vie personnelle, professionnelle ou dans vos loisirs, chaque victoire représente une preuve de votre capacité à surmonter des obstacles. En vous focalisant sur ces réussites, vous renforcez votre confiance en votre capacité à accomplir des choses importantes.

2. Fixez des objectifs réalisables :
Définissez des objectifs spécifiques et atteignables. Chaque étape franchie vers la réalisation de ces objectifs renforce votre confiance en vos compétences et en votre capacité à atteindre ce que vous vous êtes fixé. Cela crée un sentiment de progression et de maîtrise de soi, éléments clés dans le renforcement de la confiance en soi.

3. Cultivez une attitude positive :
Adoptez une attitude bienveillante envers vous-même et vos capacités. Évitez de vous dévaloriser ou de vous critiquer constamment. Au contraire, encouragez-vous et focalisez sur vos

forces. La manière dont vous parlez de vous-même a un impact direct sur votre niveau de confiance en soi.

4. Soyez conscient de votre langage corporel :
Votre posture, vos gestes et votre expression faciale reflètent votre niveau de confiance en vous. Adoptez une posture ouverte et détendue, et maintenez un contact visuel lors des conversations. Cela envoie des signaux positifs et vous aide à projeter une image de confiance et d'assurance.

5. Soyez à l'écoute de vos besoins et vos limites :
Apprenez à dire "non" lorsque c'est nécessaire et respectez vos propres limites. Cela renforce votre estime de vous et envoie un message aux autres que vous vous respectez. Cela crée une atmosphère de respect mutuel, fondamental pour des relations saines et épanouissantes.

6. Acceptez l'échec comme une opportunité d'apprentissage :
Ne craignez pas l'échec, car il fait partie intégrante de tout parcours vers la réussite. Au contraire, considérez-le comme une chance d'apprendre et de grandir. Chaque expérience, même les moins réussies, contribue à votre développement personnel et à l'enrichissement de votre confiance en vous.

En intégrant ces stratégies dans votre vie quotidienne, vous développez une confiance en vous solide et durable qui vous servira non seulement dans l'art de la séduction, mais aussi dans tous les aspects de votre vie. Elle vous permettra d'aborder les relations avec une assurance tranquille, sachant que vous êtes pleinement capable d'être vous-même et d'apprécier chaque moment.

B) L'estime de soi comme aimant à positivité

Comment cultiver une estime de soi saine et positive qui rayonne et attire les bonnes personnes.

L'estime de soi est un élément central de votre bien-être émotionnel et de vos interactions avec le monde qui vous entoure. Elle agit comme un aimant qui attire les bonnes énergies et les bonnes personnes dans votre vie, créant ainsi une atmosphère de respect mutuel et d'authenticité.
Voici des conseils pratiques pour cultiver une estime de soi positive :

1. **Pratiquez l'auto-compassion :**
Soyez aussi doux et compréhensif envers vous-même que vous le seriez envers un ami en difficulté. Dans les moments difficiles, offrez-vous le même soutien et la même tendresse que vous offririez à quelqu'un que vous chérissez. Cela renforce le sentiment de bienveillance envers vous-même.

2. Entourez-vous de personnes positives :
Fréquentez des individus qui vous soutiennent, vous encouragent et vous inspirent. Ces personnes contribuent à renforcer votre estime de vous en vous montrant que vous méritez d'être entouré de ceux qui apprécient votre authenticité. Évitez les relations toxiques qui peuvent saboter votre estime de vous.

3. Reconnaissez et célébrez vos qualités :
Identifiez vos forces, talents et qualités positives. Prenez le temps de célébrer ces aspects de vous-même. Cela non seulement renforce votre estime de vous, mais vous aide également à reconnaître votre propre valeur intrinsèque.

4. Apprenez à vous pardonner :
L'acceptation de vos erreurs et la capacité de vous pardonner sont essentielles pour une estime de soi saine. Reconnaissez que tout le monde fait des erreurs et que celles-ci sont des opportunités d'apprentissage. Le pardon de soi est un élément clé dans le processus de cultiver une estime de soi positive.

5. Pratiquez la gratitude envers vous-même :
Remerciez-vous régulièrement pour les petites et grandes réalisations que vous accomplissez. Prendre conscience de vos succès renforce votre estime de vous et vous rappelle que vous êtes capable d'accomplir de grandes choses.

En cultivant une confiance en soi solide et une estime de soi positive, vous rayonnerez naturellement et attirerez des personnes qui vous apprécient pour qui vous êtes réellement. Cela crée une base solide pour des relations authentiques et épanouissantes, basées sur le respect mutuel et la reconnaissance de la valeur unique que vous apportez à chaque interaction.

Exercice pratique : le journal de l'estime de soi

Cet exercice est une invitation à créer un espace intime pour cultiver et renforcer votre estime de vous. Le "Journal de l'Estime de Soi" devient un compagnon bienveillant dans votre parcours vers une plus grande confiance en vous et une meilleure appréciation de votre propre valeur.
Voici comment vous pouvez vous lancer :

- Choisissez un carnet ou un support numérique :
Trouvez un endroit où vous pourrez enregistrer vos pensées et vos réflexions en toute intimité. Que ce soit un joli carnet en papier ou une application de journal sur votre téléphone, l'important est de choisir un support qui vous inspire confiance.

- Définissez un moment privilégié chaque jour :
Réservez un moment dans votre journée, que ce soit le matin au réveil, pendant votre pause déjeuner ou le soir avant de vous coucher. C'est votre moment de connexion avec vous-même.

- Identifiez une chose que vous appréciez à propos de vous-même :
Chaque jour, prenez le temps de réfléchir à une qualité, une action ou une réussite que vous appréciez à propos de vous-même. Cela peut être quelque chose de petit ou de plus significatif, l'essentiel est que cela résonne avec vous.
Par exemple, cela pourrait être le fait d'avoir été patient dans une situation difficile, d'avoir partagé un moment de joie avec un ami, ou même d'avoir accompli une tâche qui vous tenait à cœur.

- Exprimez-vous avec bienveillance :

Prenez le temps de rédiger cette pensée dans votre journal. Soyez doux avec vous-même et utilisez des mots bienveillants pour décrire ce que vous appréciez en vous-même.

Par exemple, au lieu de simplement noter "j'ai bien fait aujourd'hui", vous pourriez écrire "j'ai montré une belle patience aujourd'hui dans une situation stressante, et cela m'a aidé à maintenir une atmosphère positive".

- Faites de cela une habitude régulière :
Plus vous pratiquez cet exercice, plus cela devient une partie intégrante de votre quotidien. Vous verrez graduellement une transformation dans votre perception de vous-même et dans la manière dont vous vous appréciez.

L'objectif de ce journal est de vous aider à développer une attitude positive envers vous-même en mettant en lumière vos qualités et vos actions positives. C'est une démarche puissante qui vous permet de renforcer votre estime de vous de manière concrète et tangible.

Rappelez-vous, il n'y a pas de petit accomplissement ou de qualité insignifiante. Chaque petite victoire et chaque qualité sont des preuves tangibles de votre valeur en tant qu'individu unique. Avec le temps, ce journal deviendra une précieuse archive de votre parcours vers une estime de vous plus solide et bienveillante.

Anecdote amusante : *« Le jour où j'ai porté des chaussettes dépareillées »*

L'histoire que je vais partager avec vous est un petit épisode de ma vie qui m'a appris une leçon précieuse sur l'importance de l'humour et de l'authenticité, même dans les moments les plus inattendus.

Un jour, lors d'un rendez-vous très spécial, je me suis rendu compte que j'avais mis des chaussettes complètement différentes. Une était rayée, l'autre à motifs. Le contraste était si évident qu'il aurait été difficile de le cacher.

Au lieu de paniquer ou de me sentir gêné, j'ai décidé de faire face à la situation avec un sourire. Je me suis tourné vers ma partenaire et j'ai dit, en riant : "Eh bien, il semble que mes chaussettes aient leur propre idée de la mode aujourd'hui !"

Mon honnêteté et mon humour ont instantanément brisé la tension. Nous avons éclaté de rire ensemble et cela a créé une connexion authentique entre nous. Nous avons ri de bon cœur de cette situation inattendue, et cela a ajouté une touche de légèreté et de complicité à notre rendez-vous.

Cette anecdote souligne une leçon importante : il est essentiel de ne pas prendre la vie trop au sérieux. Les moments inattendus et les petites erreurs font partie intégrante de l'expérience humaine. En les accueillant avec humour et authenticité, nous créons des occasions de connexion véritable avec les autres.

Cela m'a également rappelé que l'authenticité est souvent beaucoup plus séduisante que la perfection. Ma partenaire a apprécié ma réaction honnête bien plus que si elle m'avait vu paniquer ou tenter de cacher l'erreur.

Alors, la prochaine fois que vous vous retrouverez dans une situation inattendue, n'oubliez pas de sourire, de prendre du recul et d'apprécier l'humour de la vie. C'est dans ces moments que se créent les souvenirs les plus authentiques et les connexions les plus profondes.

Conseil chill :

« La confiance en soi, c'est comme une plante. Elle a besoin d'attention et d'entretien réguliers, mais elle peut aussi grandir dans les endroits les plus inattendus. »

Imaginez la confiance en soi comme une plante gracieuse qui évolue avec le temps. Comme toute plante, elle a besoin de soins et d'attention réguliers pour s'épanouir pleinement. Mais, il est important de se rappeler que la confiance en soi peut aussi surgir de manière surprenante, même dans les circonstances les plus inattendues.

Tout comme une plante, la confiance en soi requiert une nourriture régulière sous forme de pensées positives, d'actions qui vous valorisent et d'acceptation de vous-même. Prendre le temps de reconnaître vos succès, grandes ou petites, est comme arroser cette plante, lui offrant ainsi les nutriments nécessaires pour croître.

Parfois, la confiance en soi peut sembler fragile, mais ne sous-estimez jamais sa résilience. Comme une plante qui pousse entre les pavés, la confiance en soi peut aussi émerger dans les moments les plus inattendus de la vie. Cela peut être une remarque bienveillante d'un ami, une petite victoire personnelle ou même une leçon tirée d'un échec.

Chaque petit geste envers l'acceptation de soi est comme un rayon de soleil pour cette plante de confiance en soi. Ces petits gestes peuvent sembler minuscules, mais ils ont un impact significatif sur la façon dont vous vous percevez et interagissez avec les autres. Ils contribuent à nourrir cette plante et à la faire grandir, petit à petit, jour après jour.

Alors, rappelez-vous que cultiver la confiance en soi est un processus continu. Prenez soin d'elle, nourrissez-la et sachez que même les plus petits efforts peuvent conduire à une croissance étonnante. Avec le temps et l'attention, vous verrez votre confiance en vous s'épanouir et s'élever, créant ainsi un solide socle pour une vie épanouissante et authentique.

Point Clé :

La découverte et l'acceptation de votre authenticité sont les fondations essentielles de la séduction authentique. En reconnaissant vos qualités uniques et en vous acceptant pleinement, vous devenez naturellement plus attirant et confiant dans vos interactions avec les autres.

La véritable séduction ne réside pas dans la tentative de correspondre à un idéal préconçu, mais plutôt dans la célébration de votre individualité. C'est un processus qui commence par la reconnaissance et l'acceptation de votre propre authenticité.

En découvrant et en honorant vos qualités uniques, vous mettez en lumière ce qui vous distingue des autres. Cela vous permet de vous présenter au monde avec une confiance et une assurance naturelles, car vous savez que vous êtes précieux en tant qu'individu authentique.

Accepter pleinement qui vous êtes ne signifie pas ignorer les domaines où vous souhaitez grandir ou évoluer. Cela signifie plutôt que vous reconnaissez votre valeur intrinsèque en tant qu'être humain. C'est à partir de ce socle de respect envers vous-même que vous construisez des relations sincères et significatives avec les autres.

Lorsque vous embrassez votre authenticité, vous émettez une énergie magnétique qui attire les personnes qui vous apprécient pour ce que vous êtes réellement. Vous devenez une force d'attraction, car vous ne cherchez pas à plaire à tout prix, mais à être fidèle à vous-même.

La séduction authentique n'est pas une façade que vous adoptez, mais plutôt le rayonnement de votre vraie nature. C'est un échange d'énergies sincères et une connexion profonde avec les autres. En embrassant votre authenticité, vous ouvrez la porte à des relations plus profondes et plus enrichissantes.

Alors, prenez le temps d'explorer et de célébrer ce qui vous rend unique. Honorez vos qualités, vos passions et vos valeurs fondamentales. Laissez cette lumière intérieure briller, car c'est elle qui vous rendra naturellement séduisant et confiant dans vos interactions avec le monde qui vous entoure.

Le charme : plus efficace que la magie !

I) Les petits gestes qui font toute la différence

Dans l'art du charme, ce sont souvent les détails qui transforment une interaction ordinaire en un moment mémorable et spécial. Ces petits gestes, bien que paraissant anodins, ont le pouvoir de laisser une empreinte durable dans le cœur de ceux que vous rencontrez.

Imaginez ceci : vous vous souvenez d'un moment où quelqu'un a remarqué quelque chose d'apparemment minuscule à votre sujet. Peut-être était-ce votre façon de sourire quand vous parlez de quelque chose qui vous passionne, ou peut-être était-ce le fait qu'ils se sont souvenus de votre préférence pour le café noir sans sucre.

Ces petits détails, souvent négligés dans les interactions quotidiennes, sont comme des perles précieuses dans l'art du charme. Ils démontrent une attention particulière et une réelle considération envers l'autre personne. Ils montrent que vous ne la voyez pas seulement comme un interlocuteur, mais comme un individu unique avec des caractéristiques spéciales qui méritent d'être reconnues.

Se souvenir des détails personnels est l'un de ces gestes puissants. Cela va bien au-delà de la simple politesse. C'est une marque de considération véritable envers l'autre personne. Prendre le temps d'enregistrer et de rappeler les goûts, les préférences et même les petites anecdotes partagées, signifie que vous accordez de l'importance à ce qui compte pour eux. C'est une manière de montrer que vous êtes attentif et que vous valorisez leur individualité.

Un autre élément clé du charme est l'**écoute active**. Cela signifie être pleinement présent dans la conversation, sans penser à la prochaine chose à dire, mais en écoutant réellement ce que l'autre dit. Cela implique de manifester de l'intérêt pour ses paroles, de poser des questions pertinentes et de démontrer un engagement sincère envers la personne avec qui vous échangez. Cette forme d'écoute crée une connexion authentique et profonde qui va bien au-delà de la surface de la conversation.

En outre, il ne faut jamais sous-estimer le pouvoir d'un **sourire sincère** ou d'un **compliment bien placé**. Ces gestes simples mais significatifs peuvent illuminer la journée de quelqu'un et laisser une impression chaleureuse et positive. Ils montrent que vous appréciez la présence de l'autre personne et que vous êtes reconnaissant pour ce qu'elle apporte à la situation.

En somme, les petits gestes qui font toute la différence sont les témoignages de votre attention et de votre considération envers les autres. Ils sont l'essence même du charme authentique, créant ainsi des moments spéciaux qui sont chéris et mémorables pour ceux qui les vivent. C'est dans ces détails que réside le pouvoir de créer des liens profonds et significatifs avec les autres.

II) Comment créer une connexion instantanée

La connexion instantanée est une alchimie qui naît d'une rencontre authentique entre deux individus.
Voici quelques stratégies pour établir cette connexion dès les premiers instants :

1. Maintenez un contact visuel chaleureux :
Les yeux sont les fenêtres de l'âme, et un regard bienveillant peut parler plus fort que les mots. Lorsque vous regardez quelqu'un dans les yeux avec une sincérité chaleureuse, cela envoie un message puissant : vous êtes présent, attentif et prêt à vous engager dans une véritable connexion.

2. Soyez authentique et vulnérable :

Partager une petite anecdote personnelle ou une émotion honnête peut être un catalyseur puissant pour établir une connexion. Cela va au-delà des banalités et permet à l'autre personne de vous voir tel que vous êtes réellement. C'est une invitation à la confiance et à l'ouverture.

3. Faites preuve d'empathie :

Mettez-vous à la place de l'autre personne. Montrez que vous comprenez ses sentiments et ses perspectives. L'empathie crée une connexion profonde en montrant que vous vous souciez de ce qu'elle ressent et que vous êtes prêt à partager ses émotions.

4. Utilisez le langage corporel positif :

Notre corps parle un langage puissant. Adoptez une posture ouverte, ce qui signifie ne pas avoir les bras croisés et être tourné vers l'autre personne. Inclinez légèrement la tête pour montrer que vous êtes attentif. Utilisez des gestes qui expriment l'ouverture et la bienveillance.

5. Trouvez des points communs :

Identifier des intérêts ou des expériences partagés peut instantanément créer un lien entre vous et l'autre personne. Cela montre que vous avez des choses en commun, ce qui crée un sentiment de camaraderie et de compréhension mutuelle.

En maîtrisant ces petits gestes et en cultivant une attitude authentique, vous aurez la capacité de créer des connexions instantanées qui vont bien au-delà de la surface. Le charme devient alors une véritable magie, capable de toucher les cœurs et d'inspirer des relations profondes et durables. C'est dans ces moments de connexion authentique que réside la véritable beauté des interactions humaines.

Le rire, votre meilleur atout

Dans ce chapitre, nous allons plonger dans le monde du rire, un outil puissant dans l'arsenal de la séduction authentique. Le rire transcende les barrières, crée des liens et établit une atmosphère de légèreté et de plaisir.

I) Utiliser l'humour pour briser la glace

L'humour, véritable baguette magique des interactions sociales, a le pouvoir de transformer une atmosphère tendue en une ambiance décontractée et agréable.
Voici quelques conseils précieux pour manier l'humour avec adresse :

1. L'humour bienveillant : célébrer la joie, l'inclusion et la camaraderie

Dans l'arsenal de la séduction authentique, l'humour bienveillant se révèle comme une véritable pépite. C'est un phare de lumière qui éclaire les interactions, créant un climat de joie et d'inclusion. Voici pourquoi l'intention derrière l'humour est si cruciale :

- Célébrer la joie et la légèreté :
L'humour bienveillant a pour but de créer un environnement où règnent la gaieté et le plaisir. Il est un catalyseur qui permet à chacun de se détendre et de profiter pleinement du moment présent. Les sourires et les rires qui en résultent tissent des liens et laissent des souvenirs chaleureux.

- Favoriser l'inclusion :
Lorsque l'humour est bienveillant, il rassemble plutôt qu'il ne divise. Il transcende les barrières, que ce soit de culture, de langage ou d'expérience, permettant ainsi à tous de se sentir intégrés et acceptés. C'est un langage universel qui unifie les cœurs et les esprits.

- Éviter de causer du tort :
Dans l'humour bienveillant, la notion de respect prend une place centrale. Les blagues blessantes, offensantes ou qui pourraient causer du tort sont exclues. L'objectif n'est jamais de ridiculiser, de marginaliser ou de blesser autrui. Au contraire, il s'agit de partager un moment de légèreté et de complicité.

- Créer une atmosphère de confiance et de confort :
Lorsque les gens se sentent en sécurité pour rire et partager un moment d'humour, cela renforce la confiance et la connexion entre eux. L'humour bienveillant crée un espace où chacun peut être authentique, sans crainte de jugement.

En somme, l'humour bienveillant est une invitation à célébrer la vie, à partager des instants de joie et à renforcer les liens qui nous unissent. Il agit comme un baume sur les éventuelles tensions et ouvre la porte à des interactions authentiques et enrichissantes. C'est une véritable perle dans l'art de la séduction authentique, capable d'illuminer les relations et de laisser des souvenirs lumineux et chaleureux.

2. L'auto-dérision : célébrer l'humain en vous

L'auto-dérision est une perle rare dans l'arsenal de la séduction authentique. C'est une forme d'humour qui consiste à rire de soi-même, avec affection et légèreté.
Voici pourquoi elle est si précieuse :

- Confiance en soi authentique :
Rire de vous-même démontre une confiance en soi qui vient du cœur. Cela signifie que vous n'avez pas peur de montrer vos côtés les plus humains, que ce soit vos petites excentricités, vos maladresses ou vos erreurs. C'est un signe de maturité émotionnelle et d'acceptation de soi.

- Créer un climat de sympathie :
L'auto-dérision crée un climat de sympathie et de camaraderie. Lorsque vous riez de vos propres défauts, cela permet aux autres de se sentir plus à l'aise d'être eux-mêmes en votre présence. Cela supprime les barrières et ouvre la voie à des interactions authentiques et chaleureuses.

- Montrer votre humanité :
En vous moquant gentiment de vous-même, vous envoyez un message puissant : vous êtes humain, avec vos imperfections et vos excentricités. Cela vous rend accessible et proche des autres. Cela montre que vous ne vous prenez pas trop au sérieux et que vous avez une perspective saine sur vous-même.

- Alléger l'atmosphère :
L'auto-dérision peut être une bouffée d'air frais dans des situations tendues ou formelles. Cela peut dissiper les tensions et créer une atmosphère plus détendue et conviviale. C'est un moyen de briser la glace et de rendre les interactions plus agréables pour tous.

En somme, l'auto-dérision est un cadeau que vous offrez aux autres, une invitation à rire ensemble de nos petites maladresses et de nos travers. C'est un signe de maturité émotionnelle et de confiance en soi, une preuve que vous êtes à l'aise dans votre propre peau. C'est une perle d'authenticité qui éclaire les interactions et crée des souvenirs chaleureux et complices.

3. Observer et s'adapter : l'art de la sensibilité à l'autre

Dans l'arsenal de l'humour bienveillant, savoir observer et s'adapter est une compétence clé. Cela signifie être attentif à votre auditoire et comprendre que chacun a son propre sens de l'humour.
Voici pourquoi cette habileté est essentielle :

- Respecter les différences individuelles :
Chaque personne est unique, avec ses propres goûts, préférences et sens de l'humour. Certaines personnes préfèrent les blagues subtiles, tandis que d'autres apprécient un humour plus direct et pétillant. Être attentif à ces nuances montre que vous respectez et valorisez la singularité de chacun.

- Créer un environnement inclusif :
S'adapter à votre public crée un environnement où chacun se sent à l'aise et compris. Cela permet à chacun de s'exprimer librement, sans craindre d'être mal compris ou jugé. C'est un moyen de favoriser la connexion authentique en mettant en avant l'écoute et la compréhension.

- Établir une connexion plus profonde :
Lorsque vous vous adaptez à votre auditoire, vous établissez une connexion plus profonde et authentique. Cela montre que vous êtes attentif à leurs besoins et que vous êtes prêt à vous ajuster pour créer une interaction plus enrichissante pour tous. C'est un signe de considération et de respect.

- Éviter les malentendus ou les gênes :
En observant et en s'adaptant, vous réduisez le risque de malentendus ou de moments gênants. Vous évitez les blagues qui pourraient ne pas être bien reçues et vous créez un espace où chacun se sent à l'aise d'être lui-même.

En fin de compte, observer et s'adapter est une démonstration de sensibilité et d'attention envers les autres. C'est une façon d'honorer et de célébrer la diversité des personnes avec lesquelles vous interagissez. Cela crée un environnement où chacun se sent valorisé et compris, favorisant ainsi des interactions plus authentiques et significatives. C'est une pierre angulaire de l'humour bienveillant et de la séduction authentique.

4. Trouver le juste équilibre :

L'humour doit être un complément à la connexion authentique, non pas un substitut. Il ne devrait pas dominer la conversation, mais plutôt la soutenir. Évitez de forcer des blagues à tout moment. Un équilibre subtil entre moments légers et discussions significatives crée une interaction harmonieuse et mémorable.
En utilisant l'humour de manière bienveillante, authentique et adaptée à votre auditoire, vous pouvez transformer n'importe quelle situation en une expérience agréable et mémorable. Le rire est une force puissante qui ouvre la porte à des interactions plus profondes et plus authentiques. C'est un catalyseur précieux pour briser la glace et établir des connexions authentiques avec les autres.

II) Éviter les faux pas comiques

A) Le savoir-faire en humour bienveillant

L'humour est une épée à double tranchant. Utilisé avec précaution et discernement, il peut être un puissant catalyseur de connexion. Cependant, il est essentiel d'éviter les faux pas comiques.
Voici des conseils clés pour naviguer avec succès dans le royaume de l'humour .

1. Éviter l'humour offensant : la sagesse dans le rire

Savoir manier l'humour sans heurter est une marque de respect envers autrui. Il est essentiel d'éviter de toucher à des sujets sensibles tels que la religion, la politique ou d'autres aspects personnels.
Voici pourquoi cette précaution est cruciale :

- La délicatesse dans les sujets sensibles :
La religion et la politique, par exemple, sont des domaines où les convictions sont profondément ancrées. Aborder ces sujets avec humour peut être délicat, car cela peut toucher des cordes sensibles chez certaines personnes. En évitant ces zones potentiellement épineuses, vous démontrez votre considération pour les croyances et les valeurs de chacun.

- Le respect des convictions et des sensibilités :
Chacun a des croyances et des opinions qui leur sont chères. Le respect de ces convictions est essentiel pour maintenir une atmosphère de respect mutuel. Éviter de faire des blagues sur des sujets sensibles montre que vous accordez de l'importance à la diversité des perspectives et que vous ne cherchez pas à provoquer ou à offenser.

- Préserver l'harmonie et la compréhension :
Éviter l'humour offensant contribue à préserver une atmosphère d'harmonie et de compréhension. Cela crée un espace où chacun se sent libre d'exprimer ses opinions sans craindre d'être ridiculisé ou jugé. C'est un signe de maturité émotionnelle et de respect envers autrui.

En résumé, éviter l'humour offensant est une manière de témoigner du respect envers les convictions et les sensibilités de chacun. C'est un gage de considération et de compréhension envers la diversité des perspectives. Cela crée un environnement où chacun se sent écouté et respecté, favorisant ainsi des interactions authentiques et bienveillantes. C'est un pilier de l'humour bienveillant et de la séduction authentique.

2. Ne pas forcer l'humour : la grâce de la spontanéité

L'humour, s'il est utilisé avec finesse, peut être une véritable clé pour établir des connexions authentiques. Cependant, il est tout aussi important de savoir quand laisser le rire venir naturellement. Forcer une blague, même bien intentionnée, peut parfois être contre-productif.

Voici pourquoi :

- L'authenticité avant tout :
L'humour qui vient naturellement est le reflet de votre authenticité. Il émane spontanément de votre personnalité et de votre sens de l'esprit. Forcer une blague peut donner l'impression que vous essayez trop dur, ce qui peut créer un sentiment d'inconfort.

- Préserver l'ambiance détendue :
Lorsque vous laissez l'humour se développer naturellement, vous préservez une ambiance détendue et agréable. Cela crée un espace où chacun se sent à l'aise d'être lui-même et de s'exprimer librement. Forcer une blague, en revanche, risque de briser cette harmonie.

- Éviter le sentiment de gêne :
Une blague forcée peut souvent générer un sentiment de gêne, tant pour vous que pour votre interlocuteur. Cela peut créer une atmosphère tendue et compromettre la fluidité de l'interaction. Il est préférable de laisser les moments humoristiques surgir naturellement, sans forcer les choses.

- Favoriser la connexion authentique :
L'humour authentique favorise une connexion plus profonde et sincère. Cela permet aux interactions de se développer de manière organique, sans artifices. En laissant l'humour émerger naturellement, vous créez un espace où les rires sont authentiques et les échanges sont riches.

En somme, ne pas forcer l'humour est une invitation à la spontanéité et à l'authenticité. C'est une reconnaissance que le rire véritable provient du cœur, et qu'il est souvent plus puissant lorsqu'il est laissé libre de s'épanouir naturellement. C'est une clé pour des interactions fluides, agréables et véritablement authentiques.

3. Respecter les limites des autres : la clé de l'empathie

Savoir respecter les limites en matière d'humour est une marque de respect et d'empathie envers les autres. Si vous percevez que quelqu'un n'est pas réceptif à une plaisanterie ou semble mal à l'aise, il est essentiel de prendre ces signaux au sérieux.
Voici pourquoi cette attitude est cruciale :

- La reconnaissance de l'autre en tant qu'individu unique :
Chacun a ses propres sensibilités et ce qui peut être drôle pour certaines personnes peut être délicat pour d'autres. Respecter les limites d'autrui montre que vous reconnaissez leur individualité et que vous êtes attentif à leurs besoins.

- Préserver le confort et l'harmonie :
Lorsque vous respectez les limites d'autrui, vous contribuez à maintenir un environnement où chacun se sent à l'aise et respecté. Cela favorise une atmosphère de respect mutuel et crée un espace propice aux échanges authentiques et chaleureux.

- Éviter les malentendus et les conflits :
Ignorer les signaux d'inconfort ou de désaccord peut conduire à des malentendus ou même à des conflits. En changeant de sujet ou en adoptant un ton plus sérieux, vous évitez de potentielles situations gênantes ou conflictuelles.

- Montrer de l'empathie et de la considération :
Respecter les limites d'autrui démontre une grande empathie et une considération pour leurs sentiments et leurs préférences. C'est un signe de maturité émotionnelle et de respect envers les autres en tant qu'êtres humains.

En résumé, respecter les limites des autres en matière d'humour est une manifestation de respect, d'empathie et de considération envers autrui. C'est un pilier de l'humour bienveillant et de la séduction authentique, car cela crée un environnement où chacun se sent écouté et respecté. C'est une invitation à des interactions empreintes de respect mutuel et d'authenticité.

4. Éviter l'humour à ses dépens : la délicatesse envers autrui

Savoir manier l'humour, c'est aussi comprendre que certaines lignes ne doivent pas être franchies. Se moquer de soi-même est une manière saine et positive de partager un sourire, car cela montre que vous êtes à l'aise avec vos imperfections. Cependant, lorsqu'il s'agit d'autrui, il est primordial de faire preuve de prudence. Voici pourquoi cette considération est essentielle :

- Le respect de la dignité de chacun :
Chaque individu mérite d'être traité avec respect et dignité. Se moquer des autres, même de manière bien intentionnée, peut être mal interprété et causer de l'inconfort. Il est préférable de rester sur des sujets neutres et respectueux.

- Éviter de causer des blessures involontaires :
L'humour qui vise directement une personne peut potentiellement blesser ou mettre mal à l'aise. Les plaisanteries qui touchent à des aspects sensibles de la vie ou de l'apparence de quelqu'un ne sont pas conseillées. Il est préférable d'opter pour des sujets qui ne risquent pas de créer des malaises.

- Favoriser une atmosphère d'inclusion :
Éviter l'humour à ses dépens favorise une atmosphère d'inclusion. Cela montre que vous êtes attentif à ne pas exclure ou ridiculiser quelqu'un. C'est une marque de considération envers le bien-être émotionnel d'autrui.

- Cultiver des relations basées sur le respect mutuel :
En évitant de se moquer des autres, vous favorisez des relations basées sur le respect mutuel. Cela crée un environnement où chacun se sent valorisé et respecté pour qui il est. C'est un pilier fondamental de la séduction authentique.

En conclusion, éviter l'humour à ses dépens est une marque de respect envers autrui. C'est une démonstration de considération et de sensibilité envers les sentiments et la dignité de chacun. Cela crée un espace où les interactions sont empreintes de respect et d'authenticité, favorisant ainsi des relations épanouissantes et positives. En comprenant ces nuances et en appliquant ces conseils, vous utiliserez l'humour comme une arme puissante pour établir des connexions authentiques et mémorables. Le rire, lorsqu'il est utilisé avec sensibilité et bienveillance, devient un pont vers des relations plus profondes et plus significatives. Il transforme les moments ordinaires en souvenirs extraordinaires.

Le langage corporel, parlez sans dire un mot

Le langage corporel est une forme de communication universelle, souvent plus puissante que les mots eux-mêmes. Il transmet des informations sur nos émotions, nos intentions et notre état d'esprit. Dans ce chapitre, nous explorerons deux aspects essentiels du langage corporel dans le contexte de la séduction authentique.

I) L'art de la communication non-verbale

Le langage corporel englobe une gamme impressionnante de signaux, de la posture à la gestuelle, des expressions faciales aux mouvements oculaires. Voici comment maîtriser cet art subtil.

A) La posture : une porte ouverte vers la confiance

La posture est l'un des éléments les plus visibles et immédiatement perceptibles du langage corporel. Elle envoie des signaux puissants sur votre niveau de confiance et d'assurance.
Voici pourquoi il est si crucial de maîtriser cet aspect de la communication non-verbale :

1. Confiance et Assurance :
Une posture droite et ouverte communique une image de confiance en vous-même. Elle montre que vous vous sentez à l'aise dans votre propre peau et que vous êtes prêt à vous engager pleinement dans l'interaction.

2. Ouverture et Accessibilité :
En maintenant une posture ouverte, vous indiquez que vous êtes réceptif à ce que l'autre personne a à dire. Cela crée un

environnement propice à des échanges authentiques et signale que vous êtes prêt à partager et à vous connecter.

3. Éviter de se Refermer sur Soi-même :

À l'inverse, adopter une posture repliée ou fermée envoie le signal que vous n'êtes pas à l'aise ou que vous pourriez être sur la défensive. Cela peut créer un obstacle à la connexion et à la compréhension mutuelle.

4. Influence sur l'Image Perçue :

Votre posture est l'un des premiers éléments que les gens remarquent lorsqu'ils vous rencontrent. Une posture droite et ouverte peut instantanément susciter une impression positive, tandis qu'une posture repliée peut laisser une impression moins favorable.

5. Sens de la Maîtrise de Soi :

Une bonne posture montre que vous avez un certain niveau de maîtrise de vous-même et de votre environnement. Cela envoie le message que vous êtes en contrôle et que vous pouvez faire face à différentes situations avec calme et assurance.

Conseils pour maintenir une bonne posture :

- **Soyez conscient de votre corps** : Prenez régulièrement conscience de votre posture, surtout dans des situations sociales ou professionnelles importantes.

- **Pratiquez la correction posturale** : Si vous avez tendance à vous affaisser, pratiquez des exercices pour renforcer les muscles du dos et des épaules afin de soutenir une posture droite.

- **Respirez profondément** : Une respiration profonde et consciente peut aider à détendre les muscles et à maintenir une posture ouverte.

- **Soyez à l'écoute de votre corps** : Si vous ressentez de la tension ou de la raideur, prenez une pause pour étirer et relâcher vos muscles.

En adoptant et en maintenant une posture droite et ouverte, vous émettez un signal de confiance et d'assurance qui pave la voie vers des interactions authentiques et significatives. C'est un élément clé de la séduction authentique, car cela montre que vous êtes prêt à vous engager pleinement dans la connexion avec les autres.

B) Le contact visuel : fenêtre de l'authenticité

Le contact visuel est l'un des moyens les plus puissants de communiquer sans mots. Il établit une connexion directe entre deux individus et transmet un large éventail d'émotions et d'intentions.
Voici pourquoi il est essentiel de maîtriser cet aspect de la communication non-verbale :

1. Attentif et présent :
Un contact visuel direct et sincère démontre que vous êtes pleinement engagé dans l'interaction. Cela signale à l'autre personne qu'elle a votre pleine attention, ce qui renforce la connexion entre vous.

2. Établissement de la confiance :
Un contact visuel approprié crée un sentiment de confiance. Cela montre que vous êtes ouvert à la communication et que vous n'avez rien à cacher. Cela encourage également l'autre personne à se sentir en confiance pour partager.

3. Éviter l'intimidation :
Bien que le contact visuel soit puissant, il est important de ne pas le rendre intimidant. Fixer de manière trop intense ou prolongée peut être perçu comme agressif ou envahissant. Au lieu de cela, maintenez un regard chaleureux et naturel.

4. Lecture des émotions :
Le contact visuel permet de lire les émotions de l'autre personne. Vous pouvez souvent détecter des signaux subtils dans les yeux

qui indiquent si quelqu'un est à l'aise, attentif, anxieux, etc. Cela vous permet d'ajuster votre communication en conséquence.

5. Respect des normes culturelles :
Il est important de prendre en compte que la manière dont le contact visuel est interprété peut varier selon les cultures. Certaines cultures considèrent un contact visuel prolongé comme un signe de respect, tandis que d'autres peuvent le percevoir comme intrusif.

6. Pratiquer le contact visuel :
Si maintenir un contact visuel direct vous semble difficile, pratiquez-le progressivement. Commencez par de courtes périodes de contact, puis augmentez progressivement la durée à mesure que vous vous sentez plus à l'aise.

En maîtrisant l'art du contact visuel, vous établissez une connexion authentique et profonde avec les autres. C'est une façon puissante de montrer que vous êtes attentif, présent et ouvert à la communication. Cela renforce la confiance et crée un environnement propice à des interactions significatives et enrichissantes.

C) La gestuelle : l'orchestration silencieuse de la communication

La gestuelle est un élément fondamental du langage corporel qui accompagne et renforce nos mots. Elle peut transmettre des émotions, des intentions et des informations supplémentaires.
Voici pourquoi il est essentiel de maîtriser cet aspect de la communication non-verbale :

1. Renforcer votre discours :
Les gestes appropriés et naturels peuvent donner du poids à vos mots. Ils ajoutent une dimension supplémentaire à votre communication en illustrant ce que vous dites.

2. Indiquer des émotions :
La gestuelle peut être une fenêtre sur vos émotions. Par exemple, des gestes ouverts et expansifs peuvent indiquer de la confiance, tandis que des gestes plus restreints peuvent signaler de l'incertitude.

3. Éviter l'agitation nerveuse :
Des gestes excessivement agités peuvent être perçus comme de la nervosité ou de l'agitation. Il est important de maintenir une gestuelle fluide et naturelle pour communiquer avec confiance et assurance.

4. Synchronisation avec les mots :
La gestuelle peut synchroniser et renforcer vos mots. Par exemple, en pointant vers un objet dont vous parlez, vous créez une connexion visuelle qui aide à la compréhension.

5. Éviter la surcharge gestuelle :
Bien que la gestuelle soit importante, il est crucial de ne pas en faire trop. Des gestes excessifs ou répétitifs peuvent distraire de votre message et même le diluer.

6. La pratique de la gestuelle :
Si vous n'êtes pas habitué à utiliser beaucoup de gestes, commencez par observer comment d'autres personnes les utilisent. Pratiquez ensuite devant un miroir pour vous assurer que vos gestes sont naturels et appropriés.

7. L'authenticité dans la gestuelle :
Vos gestes doivent être un prolongement naturel de votre personnalité et de votre discours. Évitez d'imiter délibérément les gestes de quelqu'un d'autre, car cela peut sembler inauthentique.

En maîtrisant l'art de la gestuelle, vous enrichissez votre communication et renforcez la puissance de vos mots. Des gestes naturels et fluides complètent votre discours, créant ainsi une interaction plus riche et plus engageante. C'est un élément essentiel de la séduction authentique, car cela montre que vous communiquez avec intégrité et confiance.

D) Les expressions faciales : les reflets de l'âme

Les expressions faciales sont l'une des formes les plus directes de communication non-verbale. Elles révèlent nos émotions et intentions de manière instantanée et souvent involontaire.
Voici pourquoi il est crucial d'être conscient de vos expressions faciales dans vos interactions :

1. Un miroir de vos émotions :
Votre visage est comme un écran sur lequel se projettent vos émotions. Les sourires, les froncements de sourcils, les regards joyeux ou sérieux sont autant d'indices sur ce que vous ressentez.

2. Authenticité dans les expressions :
Il est essentiel que vos expressions faciales reflètent réellement vos émotions. Tenter de masquer ou de feindre des sentiments peut être perçu comme de l'inauthenticité.

3. La cohérence émotionnelle :
Assurez-vous que vos expressions faciales correspondent à ce que vous dites. Par exemple, si vous exprimez de l'enthousiasme à propos de quelque chose, votre visage devrait refléter cette émotion.

4. L'écoute active à travers les expressions :
En observant les expressions faciales des autres, vous pouvez obtenir des informations précieuses sur leurs sentiments et leur état d'esprit. Cela vous aide à ajuster votre communication en conséquence.

5. L'évitement des expressions contradictoires :
Des expressions faciales contradictoires peuvent créer de la confusion ou indiquer une incohérence dans votre communication. Par exemple, un sourire forcé tandis que vous parlez d'un sujet sérieux peut sembler inapproprié.

6. La pratique de la conscience émotionnelle :
Prenez régulièrement le temps de vous observer dans le miroir et de noter vos expressions faciales dans différentes situations. Cela vous aide à développer une conscience plus fine de vos réactions émotionnelles.

7. L'adaptation aux situations :
Soyez conscient de l'impact de vos expressions faciales dans des contextes variés. Par exemple, une expression sérieuse peut être appropriée dans un contexte professionnel, tandis qu'un sourire chaleureux est plus adapté dans une situation sociale décontractée.

En étant attentif à vos expressions faciales, vous développez une communication plus authentique et transparente. Votre visage devient un reflet fidèle de vos émotions, renforçant ainsi la confiance et la compréhension dans vos interactions. C'est un élément essentiel de la séduction authentique, car cela montre que vous communiquez avec intégrité et sincérité.

E) L'alignement : sur la même longueur d'ondes

L'alignement corporel est un élément subtil mais puissant du langage corporel qui indique l'harmonie et la connexion entre deux personnes.
Voici pourquoi il est important de prendre en compte cet aspect dans vos interactions :

1. Indication d'intérêt et de connexion :
Lorsque vous vous alignez avec votre interlocuteur, vous envoyez un signal clair que vous êtes engagé dans la conversation et que vous vous connectez avec lui. Cela crée un sentiment de compréhension et de confiance mutuelle.

2. Éviter les barrières physiques :
Un alignement inadéquat, comme se tenir de manière trop latérale ou avoir des postures fermées, peut créer des barrières physiques

qui entravent la communication. En vous alignant correctement, vous créez un espace ouvert et accueillant.

3. S'adapter au contexte :
L'alignement peut varier en fonction du contexte de la conversation. Par exemple, dans une discussion intime, un alignement face à face peut être approprié. Dans un cadre plus formel, un alignement légèrement en biais peut être plus adéquat.

4. Observer et s'adapter :
Soyez attentif à l'alignement de votre interlocuteur et ajustez le vôtre en conséquence. Cela montre que vous êtes attentif à son confort et à son niveau de proximité préféré.

5. Éviter l'intrusion :
Bien que l'alignement soit important, il est crucial de respecter l'espace personnel de votre interlocuteur. Ne vous approchez pas trop près de manière intrusive, surtout si cela ne correspond pas à la nature de la relation.

6. La pratique de la sensibilité à l'alignement :
Prenez l'habitude d'observer l'alignement dans vos interactions quotidiennes. Soyez conscient de votre propre posture et de celle des autres, et notez comment cela influence la dynamique de la conversation.

En vous alignant correctement avec votre interlocuteur, vous créez une atmosphère de connexion et de compréhension mutuelle. C'est une façon subtile mais significative de montrer que vous êtes attentif et respectueux de l'autre personne. Cela favorise des interactions authentiques et enrichissantes, renforçant ainsi la qualité de vos relations.

II) Détecter les signaux d'intérêt

Savoir lire les signaux d'intérêt est tout aussi crucial que de projeter les bons. Voici quelques indicateurs subtils à surveiller.

1. La proximité physique : un équilibre délicat entre intérêt et respect

La proximité physique dans une interaction est un élément puissant du langage corporel. Elle peut signifier différentes choses selon le contexte et la relation entre les personnes impliquées. Voici pourquoi il est essentiel d'être conscient de ce que la proximité physique peut
exprimer :

- Un signe d'intérêt :
Lorsqu'une personne se rapproche de vous pendant une conversation, c'est souvent un indicateur d'intérêt. Cela montre qu'elle est engagée dans la conversation et souhaite établir une connexion plus étroite.

- Créer une atmosphère d'intimité :
Une proximité physique appropriée peut créer une atmosphère d'intimité et de confiance. Cela peut être particulièrement important dans des conversations plus personnelles ou intimes.

- Respect des limites personnelles :
Il est crucial de respecter les limites personnelles de l'autre personne. Si vous percevez qu'elle devient mal à l'aise avec la proximité, assurez-vous de reculer légèrement pour ne pas la mettre dans une situation inconfortable.

- Adaptation au Contexte :
La proximité physique peut varier en fonction du contexte. Par exemple, dans un cadre professionnel, une certaine distance est généralement maintenue, tandis que dans des situations sociales plus détendues, une proximité plus étroite peut être appropriée.

- L'écoute des signaux non-verbaux :
Soyez attentif aux signaux non-verbaux de l'autre personne. Si elle recule légèrement ou semble tendue, cela peut être un indicateur qu'elle préfère un peu plus d'espace.

- La pratique du respect des limites :

La maîtrise de la proximité physique nécessite de la pratique. Soyez attentif aux réactions de l'autre personne et ajustez votre proximité en conséquence.

En comprenant et en utilisant la proximité physique de manière appropriée, vous montrez que vous êtes attentif aux besoins et aux limites de l'autre personne. Cela renforce la confiance et la connexion dans vos interactions, créant ainsi des relations plus authentiques et significatives. C'est un élément essentiel de la séduction authentique, car cela montre que vous communiquez avec intégrité et respect.

2. Le sourire sincère : rayonner la bienveillance

Le sourire est l'un des moyens les plus universels et puissants de communication non verbale. Un sourire sincère peut transcender les barrières linguistiques et exprimer une multitude d'émotions positives.
Voici pourquoi le sourire authentique est un élément essentiel de la séduction authentique :

- Ouverture et appréciation :
Un sourire qui émane du cœur et qui atteint les yeux indique une ouverture sincère envers l'autre personne. Cela montre que vous êtes réceptif et prêt à établir une connexion authentique.

- Créer une atmosphère positive :
Le sourire est contagieux. Lorsque vous souriez, vous créez une atmosphère positive qui influence également ceux qui vous entourent. Cela rend l'interaction plus agréable et mémorable.

- Montrer de l'empathie et de la sympathie :
Un sourire chaleureux est un signe d'empathie et de sympathie envers l'autre personne. Cela montre que vous êtes attentif à ses émotions et que vous êtes là pour la soutenir.

- Favoriser la confiance :
Un sourire sincère peut apaiser les tensions et créer un sentiment de confiance. Cela indique que vous êtes une personne accessible et digne de confiance.

- Transcender les barrières culturelles :
Le sourire est souvent compris et apprécié dans toutes les cultures. C'est un moyen puissant de communiquer des émotions positives, peu importe d'où vous venez.

- Éviter les sourires faux :
Il est important que votre sourire soit authentique et non forcé. Les gens peuvent souvent détecter un sourire qui n'est pas sincère, ce qui peut compromettre la confiance dans l'interaction.

- Pratiquer la générosité du sourire :
Prenez l'habitude de sourire spontanément, que ce soit dans des interactions formelles ou informelles. Cela deviendra une habitude naturelle qui enrichira vos relations.

Un sourire sincère est un cadeau que vous offrez à vous-même et aux autres. Il crée un pont vers des interactions authentiques et chaleureuses. En faisant preuve de générosité avec votre sourire, vous ouvrez la porte à des relations plus profondes et plus significatives. C'est un élément fondamental de la séduction authentique, car cela montre que vous communiquez avec bienveillance et ouverture d'esprit.

3. Le contact visuel prolongé : une connexion profonde

Le contact visuel est l'un des moyens les plus puissants de communication non verbale. Il peut exprimer une gamme d'émotions et d'intentions, et lorsqu'il est prolongé, il revêt une signification particulière.
Voici pourquoi il est important de comprendre cette forme de langage corporel :

- Indication d'intérêt et de connexion :
Lorsque quelqu'un maintient un contact visuel plus longtemps que d'habitude, c'est souvent un signe d'intérêt et de connexion particulière. Cela dénote une volonté d'approfondir la communication et de créer une connexion plus forte.

- Créer une intimité émotionnelle :
Le contact visuel prolongé peut créer une intimité émotionnelle entre deux personnes. C'est comme si vous vous ouvriez mutuellement à un niveau plus profond, établissant ainsi une connexion authentique.

- Favoriser la confiance et la sincérité :
Lorsque vous maintenez un contact visuel prolongé, cela indique que vous êtes confiant et authentique dans l'interaction. C'est un signe de transparence et de sincérité dans la communication.

- Respecter les limites :
Il est important de noter que le contact visuel prolongé peut parfois être perçu comme intrusif ou même intimidant. Il est crucial de respecter les limites de l'autre personne et de ne pas pousser l'intensité du contact visuel au-delà de son niveau de confort.

- Observer d'autres signaux :
Le contact visuel prolongé doit être interprété dans le contexte global de la communication non verbale. Il est important de considérer d'autres signaux, tels que la posture, les expressions faciales et le langage corporel en général, pour obtenir une compréhension complète.

- Pratiquer l'équilibre :
Le contact visuel prolongé doit être naturel et non forcé. Il ne s'agit pas de fixer l'autre personne de manière insistante, mais plutôt de créer des moments authentiques de connexion à travers les yeux.

En comprenant et en utilisant le contact visuel prolongé de manière appropriée, vous pouvez renforcer la qualité de vos interactions et établir des connexions plus profondes avec les autres. C'est une façon puissante d'exprimer l'intérêt, la confiance et l'authenticité dans vos relations, renforçant ainsi la séduction authentique que vous exercez.

4. L'orientation : un signe d'engagement

L'orientation corporelle est un aspect essentiel du langage non verbal qui communique l'engagement et l'intérêt dans une interaction.
Voici pourquoi il est important de comprendre et d'interpréter l'orientation corporelle de votre interlocuteur :

- Indicateur d'engagement :
Lorsque quelqu'un tourne son corps vers vous pendant une conversation, c'est un signe clair qu'il est pleinement engagé dans l'interaction. Cela montre qu'il accorde de l'importance à ce que vous dites et qu'il est ouvert à la connexion.

- Créer une atmosphère d'écoute active :
L'orientation corporelle en votre direction indique une écoute active et une disposition à échanger. Cela favorise une communication plus fluide et authentique.

- Favoriser la confiance et l'intimité :
Lorsque les corps sont orientés l'un vers l'autre, cela crée un sentiment de confiance et d'intimité dans la conversation. C'est comme si vous partagiez un espace émotionnel, ce qui renforce la connexion.

- Éviter l'orientation opposée :
Une orientation corporelle opposée, où la personne tourne son corps loin de vous, peut indiquer un manque d'intérêt ou une réticence à s'engager pleinement dans la conversation. Cela peut être un signal pour ajuster votre approche.

- Observer d'autres signaux :
L'orientation corporelle doit être interprétée en conjonction avec d'autres signaux non verbaux tels que le contact visuel, la

gestuelle et les expressions faciales. Cela donne une image plus complète de l'état d'esprit de votre interlocuteur.

- Pratiquer l'orientation positive :
Soyez attentif à votre propre orientation corporelle lors des interactions. Veillez à ce que votre corps soit tourné vers la personne avec qui vous parlez, démontrant ainsi votre engagement et votre intérêt.

En comprenant et en utilisant l'orientation corporelle de manière appropriée, vous établissez une connexion plus profonde et plus significative avec les autres. C'est un moyen puissant d'exprimer l'engagement, l'écoute active et l'authenticité dans vos interactions, renforçant ainsi la qualité de vos relations. Cela contribue grandement à la séduction authentique que vous exercez.

5. Le toucher léger : une connexion subtile

Le toucher est l'un des moyens les plus puissants de communication non verbale pour exprimer l'intérêt et l'affection. Cependant, il doit être utilisé avec sensibilité et respect pour les limites de l'autre personne.
Voici pourquoi le toucher léger peut être un élément important de l'interaction :

- Exprimer l'intérêt et l'affection :
Des contacts subtils tels qu'une tape amicale sur l'épaule ou un effleurement doux peuvent indiquer un intérêt accru envers l'autre personne. C'est un moyen de créer une connexion physique qui va au-delà des mots.

- Créer une atmosphère de confiance :
Lorsqu'il est utilisé de manière appropriée, le toucher léger peut contribuer à créer une atmosphère de confiance et de proximité. Cela montre que vous êtes à l'aise et en harmonie avec l'autre personne.

- Favoriser la compréhension émotionnelle :
Le toucher peut transmettre des émotions de manière très directe.
Par exemple, une main sur l'épaule peut exprimer le soutien,
tandis qu'une étreinte peut signifier le réconfort.

- Respecter les limites :
Il est crucial de toujours respecter les limites de l'autre personne
en matière de contact physique. Si elle ne semble pas à l'aise avec
le toucher, il est important de s'abstenir.

- Observer la réceptivité :
Soyez attentif à la réaction de l'autre personne au toucher léger. Si
elle semble réceptive et confortable, cela peut indiquer une
ouverture à une connexion plus profonde.

- Pratiquer la sensibilité :
Lorsque vous utilisez le toucher léger, faites-le avec douceur et
délicatesse. Veillez à ce que le geste soit approprié à la situation
et à la relation que vous entretenez avec l'autre personne.

En intégrant et en utilisant le toucher léger avec sensibilité, vous
pouvez renforcer la qualité de vos interactions et établir des
connexions plus profondes et plus significatives. Cependant,
rappelez-vous toujours d'être attentif aux signaux de l'autre
personne et de respecter ses limites. Le toucher léger peut être un
moyen puissant d'exprimer l'intérêt et l'affection, mais il doit être
utilisé de manière appropriée et respectueuse.
En maîtrisant ces éléments du langage corporel, vous serez en
mesure de communiquer de manière plus puissante et de lire les
signaux d'intérêt des autres avec précision. Cela renforcera vos
interactions et vous permettra de créer des connexions
authentiques et significatives.

Savoir écouter, savoir séduire

Dans ce chapitre, nous aborderons l'importance de l'écoute active dans le processus de séduction authentique. Savoir véritablement entendre et comprendre l'autre est un élément fondamental pour établir une connexion profonde et authentique.

I) Pratiquer l'écoute active pour créer une connexion profonde

L'écoute active va au-delà de simplement entendre les mots de l'autre personne. Cela signifie être pleinement présent et attentif à ce qu'elle dit, ainsi qu'à ses émotions et à son langage corporel. Voici pourquoi c'est un élément crucial de la séduction authentique :

1. Montrer du respect et de l'intérêt : l'écoute active en action

Lorsque vous choisissez d'écouter activement, vous envoyez un message puissant à l'autre personne : celle-ci est précieuse et mérite d'être entendue.
Voici pourquoi montrer du respect et de l'intérêt à travers l'écoute active est crucial :

- Valider l'importance de l'autre :
En faisant preuve d'écoute active, vous démontrez à l'autre personne qu'elle a une valeur intrinsèque. Vous reconnaissez que ses pensées, ses émotions et ses expériences sont dignes d'attention et de considération.

- Créer un espace sécurisé :
Lorsque l'autre personne se sent écoutée, elle se sent également en sécurité pour s'exprimer authentiquement. Cela crée un

environnement où les deux parties peuvent partager ouvertement et honnêtement.

- Établir une base de confiance :
Le respect et l'intérêt mutuel sont les fondations de toute relation saine. L'écoute active établit un niveau de confiance et de compréhension qui sont essentiels pour construire une connexion solide et durable.

- Favoriser un sentiment de bien-être : Savoir que l'on est écouté et compris procure un sentiment de bien-être et de satisfaction. Cela renforce la confiance en soi et la valorisation de l'autre personne.

- Démontrer une attitude empathique :
L'écoute active est une démonstration de votre capacité à vous mettre à la place de l'autre personne, à comprendre ses émotions et à reconnaître son point de vue. C'est une manifestation concrète de votre empathie.

- Éviter les malentendus :
Lorsque vous écoutez activement, vous êtes moins susceptible de mal interpréter les propos de l'autre personne. Cela réduit les risques de conflits et de désaccords résultant de la mauvaise communication.

- Renforcer la connexion :
Le respect et l'intérêt mutuel, qui sont inhérents à l'écoute active, renforcent la connexion entre vous et l'autre personne. Cela crée un sentiment de camaraderie et de complicité qui sont essentiels pour développer une relation authentique.

En somme, montrer du respect et de l'intérêt à travers l'écoute active est un investissement précieux dans toute relation. C'est un moyen de faire savoir à l'autre personne qu'elle compte, qu'elle est appréciée et qu'elle mérite d'être entendue. Cela crée un terrain fertile pour le développement d'une connexion authentique et significative.

2. Favoriser une communication ouverte : les bienfaits de l'écoute active

L'écoute active crée un environnement propice à une communication authentique et transparente. Voici pourquoi elle favorise une communication ouverte et honnête :

- Créer un sentiment de confiance :
Lorsque vous écoutez activement, vous envoyez un message de confiance à l'autre personne. Vous lui montrez qu'elle peut s'exprimer librement sans craindre d'être jugée ou mal comprise.

- Réduire les barrières de communication :
Les malentendus et les incompréhensions sont souvent à l'origine de problèmes de communication. L'écoute active permet de clarifier et de valider ce qui est dit, minimisant ainsi les risques de malentendus.

- Encourager l'expression des sentiments :
Savoir que l'on est écouté et compris incite à partager ses sentiments et ses émotions de manière plus ouverte. Cela crée un espace où l'autre personne se sent à l'aise d'exprimer ce qu'elle ressent.

- Favoriser la vulnérabilité :
Une communication ouverte nécessite une certaine dose de vulnérabilité. Lorsque l'autre personne voit que vous êtes réceptif à ses émotions et à ses pensées, elle est plus encline à se montrer authentique et à partager des aspects plus profonds d'elle-même.

- Créer un sentiment de compréhension :
L'écoute active signifie que vous cherchez réellement à comprendre l'autre personne. Cela renforce le sentiment qu'elle est importante et que ses perspectives sont prises en considération.

- Renforcer la relation :
Une communication ouverte et honnête crée un lien solide entre les deux parties. Elle contribue à établir une relation fondée sur la confiance, le respect et la compréhension mutuelle.

- Faciliter la résolution de problèmes :
Lorsque la communication est ouverte, il est plus facile d'aborder les problèmes et les défis qui peuvent survenir dans une relation. Les solutions peuvent être discutées de manière constructive.

En pratiquant l'écoute active, vous créez un espace où la communication peut s'épanouir. Vous établissez un terrain fertile pour des conversations significatives et authentiques. Cela contribue à construire une relation solide et durable, basée sur la confiance et la compréhension mutuelle.

3. Établir une connexion profonde : les fondations de l'écoute active

L'écoute active est le pilier d'une connexion profonde et authentique.
Voici pourquoi elle joue un rôle crucial dans l'établissement de liens significatifs :

- Comprendre les besoins et les désirs de l'autre :
En écoutant activement, vous prenez le temps de comprendre ce qui est vraiment important pour l'autre personne. Cela va au-delà des mots - c'est une compréhension profonde de ses besoins, de ses désirs et de ses préoccupations.

- Montrer de l'empathie et de la compréhension :
L'écoute active signifie que vous vous mettez à la place de l'autre personne, que vous comprenez ses émotions et que vous validez son point de vue. Cela crée un sentiment d'empathie et de compréhension mutuelle.

- Créer un espace pour l'authenticité :
Savoir que l'on est écouté et compris encourage l'authenticité. L'autre personne se sent libre d'être elle-même, de partager ses pensées et ses émotions sans crainte de jugement.

- Renforcer la confiance mutuelle :
Lorsque vous démontrez un véritable intérêt pour ce que l'autre personne a à dire, vous renforcez la confiance entre vous. Elle sait qu'elle peut compter sur vous pour l'écouter et la comprendre.

- Approfondir la relation :
Une connexion profonde va au-delà de la surface. Elle implique de vraiment connaître et comprendre l'autre personne. Cela crée une base solide pour une relation durable et épanouissante.

- Faciliter la résolution de conflits :
Lorsque des conflits ou des désaccords surviennent, une connexion profonde créée par l'écoute active facilite la résolution. Vous comprenez mieux les perspectives de chacun et pouvez travailler ensemble vers une solution mutuellement acceptable.

- Se sentir vraiment entendu :
Rien n'est plus gratifiant que de se sentir vraiment entendu. Lorsque vous pratiquez l'écoute active, vous offrez ce cadeau précieux à l'autre personne.

En mettant en pratique l'écoute active, vous établissez une connexion qui va bien au-delà de la surface. Vous comprenez les besoins, les désirs et les émotions de l'autre personne, ce qui crée un lien authentique et significatif. C'est le fondement d'une relation forte et épanouissante.

4. Éviter les jugements prématurés : la clé de l'écoute active

L'une des grandes forces de l'écoute active réside dans sa capacité à vous permettre de suspendre vos jugements.
Voici pourquoi c'est essentiel :

- Favoriser une compréhension objective :
En écoutant activement, vous laissez de côté vos propres opinions
et préjugés. Cela vous permet de voir le point de vue de l'autre
personne de manière objective, sans filtres distorsionnants.

- Ouvrir la porte à la compréhension mutuelle :
Lorsque vous suspendez vos jugements, vous créez un espace où
l'autre personne se sent libre de s'exprimer. Elle sait qu'elle ne
sera pas immédiatement évaluée ou critiquée, ce qui encourage
une communication plus ouverte.

- Éviter les conflits inutiles :
Les jugements hâtifs peuvent souvent conduire à des conflits non
nécessaires. En écoutant activement et en évitant de sauter à des
conclusions, vous prévenez les malentendus et les désaccords
inutiles.

- Montrer du respect :
Suspendre vos jugements est un signe de respect envers l'autre
personne. Cela lui montre que vous lui donnez la liberté de
partager ses pensées et ses émotions sans crainte de jugement.

- Favoriser l'empathie :
Lorsque vous n'êtes pas enclin à juger, vous êtes plus en mesure
de vous mettre à la place de l'autre personne et de comprendre
d'où elle vient. Cela renforce le sentiment d'empathie et de
compréhension mutuelle.

- Encourager la croissance personnelle :
En évitant les jugements hâtifs, vous encouragez l'autre personne
à être authentique et à exprimer ses idées librement. Cela peut
contribuer à sa propre croissance personnelle et à sa confiance en
elle.

- Créer un environnement sûr :
Lorsque vous suspendez vos jugements, vous créez un
environnement où l'autre personne se sent en sécurité pour
s'exprimer. Elle sait qu'elle ne sera pas critiquée, ce qui encourage
une communication plus ouverte et honnête.

En pratiquant l'écoute active et en évitant les jugements prématurés, vous ouvrez la porte à une communication plus profonde et plus authentique. Vous créez un espace où l'autre personne se sent entendue, respectée et libre d'exprimer ses pensées et ses émotions. C'est un élément essentiel pour construire des relations solides et durables.

II) Poser les bonnes questions pour montrer de l'intérêt

Poser des questions pertinentes et bien formulées est une autre composante essentielle de la séduction authentique. Cela montre à l'autre personne que vous vous intéressez véritablement à elle et que vous voulez la connaître plus en profondeur. Voici pourquoi cela est important.

1. Favoriser l'approfondissement de la conversation : l'art des bonnes questions

Poser les bonnes questions est une compétence essentielle dans l'art de l'écoute active.
Voici pourquoi cela est si important :

- Encourager la réflexion et le partage :
Les bonnes questions incitent l'autre personne à réfléchir plus profondément sur un sujet. Cela les pousse à partager des informations plus détaillées et significatives.

- Découvrir des aspects personnels et significatifs :
En posant des questions ciblées, vous pouvez découvrir des aspects de la vie de l'autre personne qui sont particulièrement importants pour elle. Cela peut inclure des rêves, des valeurs, des expériences marquantes, et bien plus encore.

- Créer un sentiment de valorisation :
Lorsque vous posez des questions qui montrent un véritable intérêt pour l'autre personne, cela la fait se sentir valorisée et appréciée. Elle sait que vous prenez le temps de la comprendre.

- Éviter les conversations superficielles :
Les questions pertinentes éloignent la conversation des sujets banals et superficiels. Cela crée un espace pour des échanges plus profonds et significatifs.

- Renforcer la connexion :
Lorsque vous posez des questions qui montrent que vous vous souciez de l'autre personne, vous renforcez la connexion entre vous. Elle sait qu'elle peut se confier à vous en toute confiance.

- Créer un climat de confiance :
Poser des questions pertinentes démontre une volonté d'écouter et de comprendre. Cela crée un climat de confiance où l'autre personne se sent à l'aise de partager ses pensées et ses émotions.

- Encourager une communication riche et significative :
Les bonnes questions conduisent à des conversations plus riches et plus significatives. Elles permettent d'explorer des sujets qui sont vraiment importants pour l'autre personne.

En pratiquant l'art de poser des questions pertinentes, vous encouragez des conversations plus profondes et plus authentiques. Vous découvrez des aspects de la vie de l'autre personne qui sont significatifs pour elle, renforçant ainsi la connexion entre vous. C'est un élément essentiel pour établir des relations solides et durables.

2. Montrer de l'empathie : la puissance des questions bien posées

Poser des questions est bien plus qu'un moyen d'obtenir de l'information. C'est aussi un acte d'empathie profonde.
Voici pourquoi cela renforce la connexion et l'empathie :

- Démontrer un véritable intérêt :
Lorsque vous posez des questions, vous montrez que vous vous souciez sincèrement de comprendre les expériences, les émotions et les perspectives de l'autre personne. Cela crée une base solide pour l'empathie.

- Donner de l'importance aux sentiments et aux opinions :
Les questions indiquent à l'autre personne que ses sentiments et ses opinions sont précieux et valables. Cela renforce le sentiment de valeur personnelle et d'estime.

- Créer un espace pour l'expression :
Poser des questions encourage l'autre personne à s'exprimer pleinement. Cela crée un espace où elle se sent entendue et comprise, ce qui est essentiel pour l'établissement d'une connexion authentique.

- Comprendre au-delà des mots :
Les réponses aux questions peuvent révéler des nuances et des émotions qui vont au-delà des mots. En écoutant attentivement, vous pouvez percevoir ces subtilités, renforçant ainsi votre compréhension et votre connexion.

- Éviter les suppositions :
Poser des questions évite les suppositions. Plutôt que de présumer ce que l'autre personne ressent ou pense, vous lui donnez l'opportunité de s'exprimer librement.

- Encourager l'expression de soi authentique :
Lorsque vous posez des questions qui encouragent l'expression authentique, vous montrez que vous acceptez l'autre personne telle qu'elle est, avec ses expériences et ses émotions uniques.

- Renforcer la confiance mutuelle :
Lorsque l'autre personne voit que vous vous souciez réellement de la comprendre, cela renforce la confiance entre vous. Elle sait qu'elle peut partager ses pensées et ses émotions en toute sécurité.

En posant des questions qui témoignent d'un véritable intérêt, vous montrez que vous vous souciez d'aller au-delà des apparences. Vous créez ainsi une connexion profonde et empreinte d'empathie. C'est un élément fondamental pour construire des relations authentiques et durables.

3. Éviter les sujets superficiels : l'art des questions profondes

Les conversations superficielles peuvent souvent laisser les deux parties insatisfaites, car elles ne permettent pas une véritable connexion.
Voici pourquoi les bonnes questions sont essentielles pour éviter ces échanges peu engageants :

- Aller au-delà des banalités :
Les questions bien formulées permettent d'explorer des sujets qui sont vraiment importants pour l'autre personne. Elles transcendent les sujets de discussion superficiels et permettent d'entrer dans des territoires plus significatifs.

- Favoriser des conversations engageantes :
Les conversations qui restent à la surface peuvent souvent devenir ennuyeuses et peu stimulantes. Les questions pertinentes encouragent des échanges plus dynamiques et captivants.

- Découvrir les rêves et les aspirations :
Les bonnes questions peuvent amener l'autre personne à partager ses rêves, ses ambitions et ses passions. Cela crée une opportunité pour des échanges inspirants et motivants.

- Comprendre les valeurs fondamentales :
Poser les bonnes questions permet de découvrir les valeurs qui sont essentielles pour l'autre personne. Cela offre un aperçu précieux de ce qui la motive et la guide dans sa vie.

- Créer une connexion authentique :
Lorsque vous abordez des sujets plus profonds, vous établissez une connexion authentique avec l'autre personne. Vous montrez

que vous êtes prêt à vous investir dans une conversation significative.

- Éviter l'ennui :
Les conversations qui restent à la surface peuvent rapidement devenir ennuyeuses. Poser des questions pertinentes et captivantes maintient l'intérêt et l'engagement des deux parties.

- Favoriser une communication riche et significative :
Les échanges qui vont au-delà des banalités conduisent à des discussions plus riches et plus significatives. Cela permet une compréhension plus profonde de l'autre personne.

En posant des questions qui encouragent des conversations plus profondes, vous évitez les échanges superficiels et peu engageants. Vous créez ainsi un espace pour des interactions plus authentiques et enrichissantes. C'est un élément clé pour établir des relations solides et durables.

4. Démontrer de l'intelligence émotionnelle : l'art des questions pertinentes

Poser des questions pertinentes est une démonstration puissante d'intelligence émotionnelle.
Voici comment cela se manifeste :

- Sensibilité aux émotions :
Lorsque vous posez des questions adaptées à la situation et à l'état émotionnel de l'autre personne, vous montrez que vous êtes attentif à ses sentiments. Cela renforce le lien émotionnel.

- Compréhension des besoins :
Les questions bien formulées permettent d'explorer les besoins et les désirs de l'autre personne. Cela montre que vous vous souciez de la comprendre et de répondre à ses besoins.

- Empathie active :
Poser des questions pertinentes dénote un haut niveau d'empathie. Cela signifie que vous êtes capable de vous mettre à la place de l'autre personne et de comprendre ses expériences et ses émotions.

- Création d'un espace sécurisé :
Lorsque vous posez des questions appropriées, vous créez un environnement où l'autre personne se sent en sécurité pour partager ses sentiments et ses pensées. Cela favorise une connexion plus profonde.

- Adaptabilité émotionnelle :
Poser les bonnes questions montre votre capacité à vous adapter aux différentes émotions et situations. Vous savez quand approfondir un sujet et quand rester sur des terrains plus légers.

- Éviter les malentendus :
Les questions pertinentes évitent les malentendus. Au lieu de faire des suppositions sur ce que l'autre ressent, vous lui donnez l'opportunité de s'exprimer clairement.

- Favoriser la croissance émotionnelle :
Les questions bien posées encouragent la réflexion et la prise de conscience émotionnelle. Cela peut aider l'autre personne à mieux comprendre et gérer ses émotions.

En posant des questions qui reflètent une intelligence émotionnelle, vous créez un espace où les émotions sont valorisées et respectées. Cela favorise une connexion plus profonde et plus authentique, renforçant ainsi vos relations interpersonnelles. C'est un élément essentiel pour construire des liens durables et significatifs.
En mettant en pratique l'écoute active et en posant les bonnes questions, vous créez un espace pour une connexion profonde et authentique. Cela favorise une compréhension mutuelle et renforce le lien entre vous et l'autre personne, contribuant ainsi à la séduction authentique que vous exercez.

Les rendez-vous insolites : épatez sans vous prendre la tête

Les rendez-vous sont l'occasion parfaite pour créer des souvenirs durables. Voici comment épater sans se prendre la tête.

I) Idées de rendez-vous originaux et mémorables

A. Atelier de cuisine exotique : une aventure culinaire mémorable

L'atelier de cuisine exotique est bien plus qu'une simple activité culinaire. C'est une opportunité de créer des souvenirs inoubliables tout en découvrant de nouvelles saveurs et en apprenant à cuisiner ensemble.
Voici pourquoi cette idée de rendez-vous est si spéciale :

1. Créativité et collaboration :
Choisir un plat de cuisine du monde vous permet d'explorer de nouvelles techniques, ingrédients et saveurs. Travailler ensemble pour suivre la recette renforce la collaboration et la créativité.

2. Apprentissage culturel :
Chaque plat a son histoire et ses traditions. Vous aurez l'occasion d'en apprendre davantage sur la culture dont il est originaire, ce qui ouvre des portes à des discussions fascinantes.

3. Stimuler les sens :
La cuisine exotique éveille les sens de manière unique. Les arômes, les textures et les goûts vous transporteront dans une expérience sensorielle enrichissante.

4. Créer des souvenirs durables :
Une fois le plat préparé, vous pourrez le déguster ensemble. Ce repas, cuisiné de vos propres mains, devient un souvenir précieux que vous n'oublierez jamais.

5. Développer des compétences culinaires :
Que vous soyez un chef chevronné ou un débutant en cuisine, apprendre à préparer un plat exotique vous offre l'opportunité de développer vos compétences culinaires.

6. Favoriser la communication :
La cuisine nécessite une communication efficace, que ce soit pour suivre la recette, répartir les tâches ou prendre des décisions culinaires. Cela renforce la communication entre vous.

7. Adaptabilité et Flexibilité :
Si quelque chose ne se passe pas comme prévu en cuisine, cela offre l'opportunité de faire preuve d'adaptabilité et de trouver des solutions ensemble.

Voici comment maximiser votre atelier de cuisine exotique :

- Choisissez un plat ensemble :
Laissez chacun choisir une recette ou décidez ensemble du plat que vous allez cuisiner.

- Faites du shopping ensemble :
Partez faire les courses ensemble pour acheter les ingrédients nécessaires.

- Mettez en place un espace de travail organisé :
Préparez tous les ingrédients et les ustensiles à l'avance pour une expérience fluide.

- Savourer le repas ensemble :
Une fois le plat préparé, prenez le temps de savourer votre création et de célébrer votre succès en cuisine.

En participant à un atelier de cuisine exotique, vous transformez un simple repas en une aventure culinaire mémorable qui renforcera votre connexion et créera des souvenirs durables.

B. Randonnée nocturne aux étoiles : une aventure romantique sous les cieux étoilés

La randonnée nocturne aux étoiles offre une expérience tout à fait unique et inoubliable.
Voici pourquoi cette idée de rendez-vous est si spéciale :

1. Romantisme et intimité :
Se promener main dans la main sous un ciel étoilé crée une atmosphère romantique et intime. La magie de la nuit renforce la connexion entre vous.

2. Émerveillement de la nature :
Observer les étoiles dans leur éclat naturel rappelle la beauté et la grandeur de l'univers. Cela suscite l'émerveillement et la contemplation.

3. Évasion de l'agitation urbaine :
Loin des lumières de la ville, vous pourrez profiter d'un ciel nocturne dégagé et de la splendeur des étoiles qui brillent au-dessus de vous.

4. Découverte de la constellation :
Si vous avez un intérêt pour l'astronomie, la randonnée nocturne est l'occasion parfaite pour identifier les constellations et en apprendre davantage sur les étoiles.

5. Échapper au quotidien :
C'est une pause bienvenue de la routine quotidienne. La randonnée nocturne offre un changement de rythme rafraîchissant.

6. Détente et méditation :
Marcher doucement sous les étoiles permet de se détendre et de se connecter à un niveau plus profond avec la nature et avec l'autre.

Voici quelques conseils pour maximiser votre randonnée nocturne aux étoiles :

- Choisissez un endroit propice :
Recherchez un endroit éloigné de la pollution lumineuse pour une vue optimale du ciel étoilé.

- Préparez-vous correctement :
Assurez-vous d'avoir des vêtements chauds, des chaussures confortables et une couverture pour vous asseoir.

- Apportez des jumelles ou un télescope (si disponible) :
Cela peut enrichir l'expérience et permettre une observation plus détaillée.

- Emportez des en-cas légers :
Si vous prévoyez de rester un moment, quelques collations légères peuvent être une bonne idée.

La randonnée nocturne aux étoiles offre une escapade romantique et une opportunité de vous reconnecter avec la nature et l'univers qui nous entoure. C'est une expérience qui laisse des souvenirs étincelants dans votre histoire ensemble.

C. Chasse au trésor urbaine : une aventure pleine d'énigmes et de rires

Organiser une chasse au trésor urbaine est une idée de rendez-vous originale qui promet une aventure amusante et mémorable. Voici pourquoi cette activité est si spéciale :

1. Créativité et collaboration :
Concevoir des énigmes et des indices stimule la créativité et encourage la collaboration entre vous deux. Cela renforce votre complicité.

2. Exploration de votre ville :
La chasse au trésor vous permet de découvrir ou redécouvrir votre ville sous un angle ludique. Vous pourriez même trouver des coins que vous ne connaissiez pas encore.

3. Excitation et suspense :
Résoudre des énigmes et suivre les indices crée une excitation et un suspense qui alimentent l'enthousiasme de l'aventure.

4. Développement de compétences :
La chasse au trésor sollicite la logique, la résolution de problèmes et la communication. C'est une opportunité d'apprendre à travailler ensemble de manière efficace.

5. Sens de l'accomplissement :
Chaque énigme résolue apporte une satisfaction et un sentiment d'accomplissement, renforçant ainsi la confiance en vos capacités en tant que duo.

Voici comment organiser une chasse au trésor urbaine réussie :

- Déterminez le thème :
Choisissez un thème qui vous plaît tous les deux, comme l'aventure, le mystère, l'histoire, etc.

- Créez des énigmes :
Concevez des énigmes qui mèneront de lieu en lieu. Elles peuvent être basées sur des indices, des devinettes ou des jeux de mots.

- Sélectionnez les endroits clés :
Identifiez les lieux où les énigmes seront dissimulées. Ce peuvent être des endroits significatifs pour vous ou des lieux emblématiques de votre ville.

- Préparez les indices :
Chaque énigme résolue doit mener à un nouvel indice, rapprochant ainsi de la découverte finale.

- Installez le trésor final :
Choisissez un endroit spécial pour le trésor final, qui pourrait être un cadeau ou un mot doux de votre part.

- Prévoyez du temps pour célébrer :
Une fois la chasse terminée, prévoyez du temps pour célébrer ensemble votre succès.

La chasse au trésor urbaine est une expérience ludique qui crée des souvenirs inoubliables. C'est une façon créative de partager du temps de qualité ensemble tout en explorant votre ville sous un angle nouveau et amusant.

D. Cours de danse surprise : une explosion de mystère et de plaisir

Inscrire votre partenaire à un cours de danse surprise est une idée de rendez-vous à la fois inattendue et divertissante.
Voici pourquoi cette expérience peut être si mémorable :

1. Mystère et anticipation :
Garder le style de danse secret ajoute une dimension de mystère et d'anticipation excitante à la soirée. Votre partenaire ne saura pas à quoi s'attendre, ce qui rendra la surprise encore plus spéciale.

2. Développement de la complicité :
Apprendre ensemble une nouvelle compétence, en l'occurrence la danse, renforce la complicité et la connexion entre vous deux. Vous serez amenés à vous soutenir mutuellement et à rire ensemble des moments maladroits.

3. Célébration de l'expression corporelle :

La danse est une forme d'expression corporelle puissante. Cela vous permet de vous connecter de manière ludique avec votre propre corps et d'explorer la créativité à travers le mouvement.

4. Création de souvenirs durables :

Que vous maîtrisiez immédiatement les pas ou que vous vous amusiez à les apprendre, cette expérience créera des souvenirs inoubliables que vous chérirez tous les deux.

Voici comment organiser un cours de danse surprise réussi :

- Choisissez le studio ou l'instructeur :

Recherchez des studios de danse locaux qui offrent des cours pour les couples. Assurez-vous que l'instructeur soit expérimenté et capable de créer une ambiance détendue et amusante.

- Sélectionnez le style de danse :

Choisissez un style de danse qui vous intrigue tous les deux. Que ce soit la salsa, le tango, le swing, ou même la danse contemporaine, l'important est que cela vous plaise.

- Planifiez la surprise :

Choisissez le bon moment pour révéler la surprise à votre partenaire. Vous pouvez lui offrir un indice subtil ou lui donner une invitation qui laissera planer le mystère.

- Préparez-vous à vous amuser :

Allez au cours avec une attitude ouverte et prête à vous amuser. N'ayez pas peur des erreurs, car c'est le processus d'apprentissage qui rendra cette expérience si spéciale.

Un cours de danse surprise est une façon unique et divertissante de passer du temps ensemble. Que vous soyez des danseurs chevronnés ou que vous découvriez la danse pour la première fois, cette expérience renforcera votre connexion et créera des souvenirs durables.

E. Visite d'un musée insolite : une aventure culturelle inattendue

Explorer un musée insolite offre une expérience unique qui peut susciter la curiosité et la discussion.
Voici pourquoi cette idée de rendez-vous peut être particulièrement mémorable :

1. Élargissement des horizons :
Les musées insolites offrent souvent une perspective différente et peu conventionnelle sur l'art et la culture. Cela peut conduire à des conversations fascinantes et à une nouvelle appréciation de l'expression créative.

2. Stimulation de la conversation :
Les œuvres d'art ou les expositions non conventionnelles peuvent inspirer des conversations intéressantes et approfondies. Vous pourriez discuter de vos interprétations, partager vos réflexions et peut-être même apprendre quelque chose de nouveau l'un sur l'autre.

3. Découverte de nouveaux intérêts :
Vous pourriez être surpris par ce que vous découvrirez dans un musée insolite. Cela peut susciter un nouvel intérêt ou une passion commune que vous pouvez explorer ensemble à l'avenir.

4. Création de souvenirs uniques :
Les musées insolites offrent souvent des expériences et des expositions que vous ne trouverez nulle part ailleurs. Cela signifie que les souvenirs que vous créez lors de cette visite seront vraiment uniques et spéciaux.

Voici quelques idées de musées insolites que vous pourriez considérer :

- Musée d'art contemporain :
Explorez les dernières créations d'artistes contemporains et discutez des différentes formes d'expression artistique.

- Musée sur un thème spécifique :
Certains musées se concentrent sur des sujets uniques, comme la musique, les sciences, ou même les jouets anciens. Choisissez un musée qui suscite l'intérêt de vous deux.

- Musée interactif :
Optez pour un musée qui offre des expériences interactives, où vous pouvez participer activement à des expositions.

- Musée en plein air :
Si vous avez la possibilité, choisissez un musée en plein air qui expose des sculptures ou des installations artistiques dans un environnement naturel.

Assurez-vous de vérifier les horaires d'ouverture et les éventuelles réservations nécessaires, et préparez-vous à passer une journée mémorable à explorer l'inattendu et à vous inspirer mutuellement.

F. Balade en montgolfière : une aventure enivrante dans les cieux

Si vous recherchez une expérience à la fois romantique et mémorable, une balade en montgolfière peut être une option extraordinaire.
Voici pourquoi cette idée de rendez-vous est si spéciale :

1.Vue imprenable :
Flotter dans les cieux offre une perspective unique et majestueuse sur le paysage environnant. Vous pourrez admirer la terre d'en haut, créant ainsi des souvenirs qui dureront toute une vie.

2. Intimité et romance :
Une balade en montgolfière offre une atmosphère intime et paisible, parfaite pour se rapprocher et partager des moments spéciaux ensemble. Vous pouvez profiter de l'expérience ensemble, en savourant le calme et la tranquillité.

3. Adrénaline douce :
Bien que ce ne soit pas une expérience extrême, une balade en montgolfière peut apporter une légère poussée d'adrénaline. C'est une aventure douce mais excitante que vous pouvez vivre ensemble.

4. Souvenirs uniques :
Vous vous souviendrez toujours de cette aventure dans les airs. C'est un événement qui se démarquera dans votre histoire commune.

Voici quelques conseils pour profiter au maximum de cette expérience :

- Prévoyez le bon moment :
Assurez-vous de choisir une période de l'année et un moment de la journée où les conditions météorologiques sont favorables à une balade en montgolfière.

- Appréciez la tranquillité :
Lors de la montée dans les airs, prenez un moment pour apprécier le silence et la sérénité qui vous entourent. C'est une expérience unique de se sentir si proche du ciel.

- Capturez l'instant :
Apportez un appareil photo ou un téléphone pour immortaliser les vues à couper le souffle que vous rencontrerez. Les photos vous permettront de revivre cette expérience extraordinaire.

- Célébrez après :
Après votre atterrissage, prenez le temps de célébrer cette aventure ensemble. Peut-être avec un dîner romantique ou un moment de détente.

Gardez à l'esprit que la sécurité est primordiale. Assurez-vous de réserver avec une entreprise de confiance et de suivre toutes les instructions du pilote. Profitez de cette expérience magique et créez des souvenirs qui dureront toute une vie.

II) Éviter les clichés et les pièges des premiers rendez-vous

A. Éviter les questions banales : élever la conversation

Lorsque vous êtes en rendez-vous, la manière dont vous posez des questions peut faire toute la différence dans la qualité de la conversation. Plutôt que de rester dans le domaine des questions banales, voici quelques idées pour élever la conversation vers des sujets plus intéressants et engageants :

- "Quelles sont tes passions les plus secrètes ?" -
Cette question invite votre partenaire à partager quelque chose de personnel et peut conduire à des discussions fascinantes sur les intérêts qui les animent réellement.

- "Si tu pouvais vivre à n'importe quelle époque de l'histoire, quand serait-ce et pourquoi ?" -
Cette question ouvre la porte à des réflexions sur la personnalité et les intérêts historiques de votre partenaire.

- "Si tu avais un super-pouvoir, lequel serait-ce et comment l'utiliserais-tu ?" -
Cette question ludique permet d'explorer l'imagination de votre partenaire et peut mener à des conversations amusantes et créatives.

- "Quel est le voyage de tes rêves ?" -
Cela peut conduire à des discussions passionnantes sur les destinations préférées et les expériences de voyage inoubliables.

- "Quel livre ou film t'a profondément influencé ?" -
Cette question offre un aperçu de la personnalité et des valeurs de votre partenaire à travers les œuvres qui ont eu un impact sur eux.

- **"Si tu devais organiser une fête à thème, quel serait le thème et pourquoi ?"** -
Cette question créative peut conduire à des discussions amusantes sur les goûts et les préférences de votre partenaire en matière de divertissement.

- **"Quel est le talent le plus étrange ou inhabituel que tu possèdes ?"** -
Cette question légère et amusante peut révéler des facettes surprenantes de la personnalité de votre partenaire.

- **"Si tu pouvais avoir une conversation avec n'importe quelle personne, vivante ou décédée, qui choisirais-tu et pourquoi ?"** -
Cette question encourage à la réflexion et peut conduire à des discussions profondes sur les figures inspirantes.
En évitant les questions banales et en optant pour des sujets plus originaux, vous créez un espace pour des conversations authentiques et mémorables. Cela montre également votre intérêt sincère pour la personne avec qui vous partagez ce moment, ce qui peut renforcer la connexion entre vous.

B. Gardez le téléphone éteint : être pleinement présent

Lors d'un rendez-vous, l'attention que vous portez à votre partenaire est cruciale pour établir une connexion authentique. Garder le téléphone éteint ou en mode silencieux envoie un message fort : vous êtes totalement investi dans le moment présent.
Voici pourquoi cette pratique est si importante :

1. Respect et attention prioritaire :
En gardant votre téléphone hors de la vue et en évitant les notifications distrayantes, vous montrez à votre partenaire qu'il ou elle est votre priorité. Cela crée un sentiment de respect et de considération.

2. Élimination des distractions :
Les notifications de téléphone peuvent facilement interrompre une conversation ou créer des pauses inconfortables. En les évitant, vous permettez à la conversation de se dérouler de manière fluide et naturelle.

3. Favoriser une communication authentique :
Être pleinement présent signifie être attentif à votre partenaire, à ses mots, à ses expressions et à ses émotions. Cela crée un espace pour des échanges authentiques et profonds.

4. Éviter les signaux négatifs :
Garder le téléphone actif peut donner l'impression que vous êtes distrait ou désintéressé. D'autre part, éteindre votre téléphone envoie le message que vous êtes engagé et investi dans la rencontre.

5. Favoriser la connexion émotionnelle :
La présence complète permet une connexion émotionnelle plus profonde. Vous êtes capable de lire les signaux non verbaux de votre partenaire et de répondre avec empathie et compréhension.

6. Créer des souvenirs durables :
En étant totalement immergé dans le moment, vous êtes plus susceptible de créer des souvenirs mémorables. Ces souvenirs peuvent renforcer la relation à long terme.

Il est important de communiquer à votre partenaire que vous éteignez votre téléphone non pas par désintérêt, mais pour vous consacrer pleinement à eux. Cela montre que vous appréciez leur compagnie et que vous voulez profiter de chaque instant.
En adoptant cette habitude, vous créez un environnement propice à la connexion et à la croissance de la relation. Cela montre également votre engagement envers une communication authentique et significative.

C. Soyez authentique : la clé d'une connexion authentique

L'authenticité est un élément fondamental dans l'établissement de connexions significatives.
Voici pourquoi il est essentiel d'être vrai lors d'un rendez-vous :

1. Créer un espace de confiance :
Lorsque vous êtes authentique, vous créez un espace de confiance dans lequel votre partenaire se sent en sécurité pour être lui-même. Cela encourage également votre partenaire à être authentique en retour.

2. Éviter la désillusion future :
Si vous vous présentez comme quelqu'un que vous n'êtes pas, cela peut conduire à des malentendus et à la désillusion à mesure que la relation progresse. Être authentique dès le début établit des bases solides pour la confiance future.

3. Favoriser la connexion profonde :
L'authenticité permet une connexion plus profonde et plus significative. Vous partagez vos véritables pensées, sentiments et expériences, ce qui crée une connexion émotionnelle authentique.

4. Encourager l'honnêteté :
Lorsque vous êtes authentique, vous encouragez également l'honnêteté chez votre partenaire. Cela facilite la communication ouverte et honnête, ce qui est essentiel pour une relation saine.

5. Se Libérer de la pression de la performance :
Jouer un rôle peut être épuisant et stressant. Lorsque vous êtes authentique, vous vous libérez de la pression de devoir maintenir une façade, ce qui vous permet d'être plus détendu et vous-même.

6. Valoriser votre propre identité :
Être authentique signifie valoriser votre propre identité et ne pas la compromettre pour plaire à quelqu'un d'autre. Cela renforce votre estime de vous et vous permet de maintenir votre intégrité.

7. Créer des relations authentiques et durables :
Les relations construites sur l'authenticité ont tendance à être plus durables et plus épanouissantes. Vous pouvez être vous-même en tout temps, ce qui crée une dynamique solide.

L'authenticité est un cadeau que vous vous faites à vous-même et à votre partenaire. Cela crée une base solide pour une connexion réelle et épanouissante. Se montrer tel que vous êtes, avec vos qualités et vos imperfections, renforce la véritable essence de la relation. C'est dans cette authenticité que se trouvent la beauté et la magie d'une connexion profonde et significative.

D. Évitez les sujets délicats : préservez l'harmonie et la légèreté

Lors d'un rendez-vous, il est important de créer une atmosphère détendue et agréable. Éviter les sujets délicats contribue à maintenir l'harmonie et à favoriser des échanges positifs.
Voici pourquoi c'est essentiel :

1. Préserver une ambiance positive :
Les sujets sensibles peuvent parfois engendrer des émotions fortes ou des désaccords. En évitant ces sujets au début, vous créez une atmosphère positive et agréable.

2. Éviter les conflits inutiles :
Les discussions sur des sujets délicats peuvent parfois mener à des désaccords. À ce stade, il est préférable de concentrer la conversation sur des sujets qui favorisent la connexion plutôt que la divergence.

3. Éviter les jugements hâtifs :
Aborder des sujets sensibles trop tôt peut conduire à des jugements précipités sur la personne en face de vous. Il est préférable de prendre le temps de vous connaître avant d'aborder des sujets plus délicats.

4. Mettre l'accent sur l'expérience partagée :
Au début, il est plus enrichissant de se concentrer sur des sujets qui permettent de mieux se connaître mutuellement, tels que les intérêts, les passe-temps et les expériences de vie positives.

5. Établir une dynamique confortable :
En évitant les sujets sensibles, vous donnez à votre partenaire l'occasion de se sentir à l'aise et en confiance avec vous. Cela crée une base solide pour des conversations plus profondes à l'avenir.

6. Favoriser la découverte progressive :
Chaque rendez-vous offre une opportunité d'en apprendre davantage sur l'autre. En évitant les sujets délicats au début, vous laissez place à une découverte progressive et à une connexion qui se renforce au fil du temps.

7. Se concentrer sur le plaisir et l'amusement :
Les premiers rendez-vous sont l'occasion de s'amuser et de partager des moments agréables. Éviter les sujets délicats permet de se concentrer sur l'expérience positive que vous partagez ensemble.

En évitant les sujets délicats, vous créez une atmosphère propice à l'établissement d'une connexion authentique et agréable. Cela permet également à la relation de se développer de manière naturelle et harmonieuse. Une fois que vous aurez établi une base solide, il sera temps d'explorer des sujets plus profonds et personnels.

E. Ne surinvestissez pas émotionnellement : préservez l'équilibre et la sérénité

Il est essentiel de maintenir un équilibre émotionnel lors des premiers rendez-vous.
Voici pourquoi il est conseillé de ne pas surinvestir émotionnellement dès le début :

Préserver sa Sérénité :
Surinvestir émotionnellement peut parfois mener à des attentes trop élevées ou à une pression excessive. En gardant un certain recul émotionnel, vous évitez de vous mettre dans une situation où vous pourriez vous sentir débordé.

Laisser Place à la Découverte :
Chaque personne est unique, et il est important de prendre le temps de découvrir qui elle est réellement. Surinvestir émotionnellement trop tôt peut entraîner des conclusions hâtives et empêcher une exploration authentique.

Éviter la Déception Précoce :
Si les attentes sont trop élevées dès le départ, il est plus probable d'être déçu si les choses ne se déroulent pas exactement comme prévu. Garder un certain recul émotionnel permet de gérer les attentes de manière plus réaliste.

Maintenir une Dynamique Équilibrée :
Les débuts d'une relation sont une période d'ajustement et de découverte mutuelle. En surinvestissant émotionnellement, vous pourriez risquer de déséquilibrer la dynamique de la relation.

Favoriser la Croissance Progressive :
Les relations qui se développent de manière saine et durable ont souvent besoin de temps pour prendre de l'ampleur. En laissant les choses évoluer naturellement, vous favorisez une croissance graduelle et solide.

Se Préserver Soi-même :
Il est important de prendre soin de vos propres émotions et de ne pas les mettre en jeu de manière excessive dès le début d'une relation. Garder un certain recul émotionnel vous permet de préserver votre propre bien-être.

Profiter du Moment Présent :
Les premiers rendez-vous sont une occasion de vivre des moments agréables et de partager des expériences positives. En gardant un certain recul émotionnel, vous pouvez pleinement profiter de l'instant présent sans vous mettre trop de pression.

Tout cela vous amène à vous créez un espace propice à la découverte mutuelle et à la croissance progressive de la relation. Cela vous permet également de préserver votre bien-être émotionnel tout en favorisant une dynamique équilibrée et saine.

F. Soyez respectueux du temps de l'autre : valorisez son emploi du temps

Il est essentiel de respecter le temps de l'autre personne lors d'un rendez-vous.
Voici pourquoi cette considération est si importante :

Démontrer du Respect :
En montrant que vous appréciez et respectez le temps de l'autre, vous lui signifiez qu'il est précieux à vos yeux. Cela crée une atmosphère de considération mutuelle.

Éviter la Pression :
Prolonger un rendez-vous au-delà du moment où l'autre personne se sent à l'aise peut créer de la pression et de l'inconfort. Il est essentiel de reconnaître les signaux de fatigue ou de lassitude.

Favoriser un Souvenir Positif :
Un rendez-vous qui se termine de manière respectueuse laisse une impression positive. Cela donne envie de se revoir et crée une anticipation positive pour les rencontres futures.

Montrer de l'Attention et de la Sensibilité :
Être attentif au temps de l'autre est une manifestation de sensibilité et d'empathie. Cela montre que vous vous souciez de son bien-être et de son confort.

Éviter l'Impression d'Insistance :
En prolongeant un rendez-vous au-delà du moment où l'autre personne se sent à l'aise, vous pourriez donner l'impression d'insister. Il est important de respecter les limites de l'autre.

Permettre un Départ en Douceur :
En respectant le moment où l'autre personne souhaite partir, vous lui offrez la possibilité de quitter le rendez-vous de manière agréable et sans pression.

Favoriser une Dynamique Équilibrée :
Une relation saine repose sur un équilibre mutuel. Cela signifie respecter les besoins et les limites de l'autre, y compris en ce qui concerne le temps passé ensemble.

En suivant ces conseils, vous pouvez créer des rendez-vous qui sont à la fois originaux et mémorables, tout en évitant les pièges courants des premières rencontres. Cela vous permettra de construire des moments spéciaux et significatifs avec votre partenaire potentiel.

Gérer les hic : quand tout ne se passe pas comme prévu

I) Surmonter les situations gênantes avec grâce

Il arrive parfois que les choses ne se déroulent pas comme prévu lors d'un rendez-vous. Voici quelques conseils pour surmonter ces situations gênantes avec grâce.

A. Restez calme et flegmatique

Lorsque les choses prennent une tournure inattendue et gênante, garder son calme est la clé pour surmonter la situation avec grâce. Voici quelques conseils pour rester calme et flegmatique :

1. Prenez une profonde inspiration :
Lorsque vous sentez la gêne monter, prenez une pause mentale et inspirez profondément. Cela permet de ralentir votre rythme cardiaque et de calmer votre esprit. Prenez le temps de sentir l'air entrer dans vos poumons et l'expirer doucement.

2. Ne paniquez pas :
Résistez à l'envie de paniquer ou de vous précipiter pour trouver une solution immédiate. Souvenez-vous que la plupart des situations gênantes sont temporaires et peuvent être gérées avec calme et réflexion.

3. Acceptez l'inconfort :
La gêne est une émotion tout à fait normale. Plutôt que de la rejeter, acceptez-la comme une réaction humaine naturelle. Cela vous permettra de mieux gérer vos émotions et de faire face à la situation de manière plus constructive.

4. Recentrez votre attention :

Concentrez-vous sur l'instant présent. Évitez de vous laisser emporter par des pensées négatives ou des scénarios catastrophiques. Recentrez-vous sur la conversation ou l'activité en cours.

5. Maintenez une posture confidente :

Votre langage corporel peut influencer votre état d'esprit. Gardez une posture ouverte et confiante, même si vous vous sentez gêné. Cela enverra un signal positif à votre cerveau et vous aidera à retrouver votre calme.

6. Utilisez l'humour avec discrétion :

Si approprié, une touche d'humour peut souvent détendre l'atmosphère. Cependant, soyez prudent et
évitez les blagues qui pourraient aggraver la situation.

En pratiquant ces conseils, vous serez mieux préparé à faire face aux moments gênants avec calme et assurance, transformant ainsi ces situations en opportunités de montrer votre résilience et votre capacité à gérer l'inattendu.

B. Faites preuve d'auto-dérision

Faire preuve d'auto-dérision est une excellente stratégie pour surmonter les moments gênants avec élégance.
Voici quelques façons d'aborder cette approche :

1. Choisissez les Moments Appropriés :

Avant de vous lancer dans l'auto-dérision, assurez-vous que la situation le permet. Certaines circonstances peuvent être plus propices à l'humour que d'autres.

2. Soyez Modéré :

L'auto-dérision ne signifie pas vous rabaisser ou vous dévaloriser. Il s'agit plutôt de prendre avec légèreté une situation embarrassante. Gardez un ton positif et évitez les commentaires excessivement négatifs sur vous-même.

3. Trouvez l'Humour dans la Situation :
Identifiez l'aspect comique de la situation qui vous met mal à l'aise. Peut-être y a-t-il un élément inattendu ou une ironie que vous pouvez souligner avec humour.

4. Soyez Sincère :
L'auto-dérision authentique est plus efficace que les tentatives de faire rire à tout prix. Partagez vos sentiments avec honnêteté, tout en y ajoutant une touche d'humour pour alléger l'atmosphère.

5. Évitez l'Excès :
Bien que l'auto-dérision soit utile, évitez d'en faire trop. Un peu d'humour suffit pour désamorcer la gêne, mais trop pourrait donner l'impression que vous ne prenez pas la situation au sérieux.

6. Soyez Respectueux envers Vous-Même :
L'auto-dérision ne devrait jamais être utilisée comme un moyen de vous dévaloriser. Rappelez-vous toujours que vous méritez le respect, même dans les moments embarrassants.

7. Inspirez les Autres :
En montrant que vous pouvez rire de vous-même, vous encouragez les autres à faire de même. Cela crée une atmosphère plus détendue et encourage une connexion authentique.

En pratiquant l'auto-dérision de manière équilibrée et respectueuse, vous transformez les moments gênants en occasions de rire ensemble et de créer des souvenirs mémorables. C'est une compétence précieuse pour naviguer avec grâce à travers les situations inattendues.

C. Soyez honnête et transparent

Lorsque vous vous trouvez dans une situation embarrassante, il est souvent préférable d'aborder le sujet avec honnêteté et transparence.
Voici comment procéder de manière efficace :

1. Choisissez le Bon Moment :

Attendez un moment opportun pour aborder la situation. Si possible, trouvez un moment où vous pouvez parler en privé et sans pression extérieure.

2. Restez Calme et Positif :

Abordez le sujet avec calme et assurez-vous de conserver une attitude positive. Évitez de dramatiser la situation.

3. Exprimez vos Sentiments :

Partagez ce que vous ressentez de manière ouverte et honnête. Parlez de votre propre expérience et de la manière dont vous percevez la situation.

4. Évitez les Blâmes :

Évitez de blâmer quelqu'un d'autre ou de chercher des excuses. Prenez la responsabilité de votre part dans la situation, le cas échéant.

5. Proposez une Solution :

Si possible, proposez une solution pour rectifier la situation. Cela montre que vous êtes proactive et que vous êtes déterminée à faire face à la situation de manière constructive.

6. Soyez Prêt à Écouter :

Laissez également votre partenaire s'exprimer et écoutez attentivement ses réactions. Cela renforce la connexion et montre que vous respectez ses sentiments.

7. Apprenez de l'Expérience :

Utilisez cette situation comme une opportunité d'apprentissage. Réfléchissez à ce qui s'est passé et à la manière dont vous pourriez mieux gérer une situation similaire à l'avenir.

8. Restez Authentique :

Ne cherchez pas à masquer vos émotions ou à prétendre que la situation n'a pas d'impact sur vous. Rester authentique dans ces moments renforce la confiance entre vous et votre partenaire.

En étant honnête et transparent, vous montrez à votre partenaire que vous êtes capable de gérer les situations difficiles de manière mature et constructive. Cela renforce la connexion et crée une base solide pour une relation authentique et épanouissante.

D. Changez de sujet

Lorsqu'une conversation prend une tournure gênante, il est parfaitement approprié de changer de sujet.
Voici comment procéder avec tact :

1. Trouvez une transition douce :
Cherchez une opportunité naturelle pour introduire un nouveau sujet. Cela peut être lié à quelque chose qui a été mentionné précédemment, mais qui est plus léger et moins délicat.

2. Soyez subtil :
Évitez de passer brusquement d'un sujet à un autre. Introduisez le nouveau sujet de manière subtile pour que la transition se fasse de manière fluide.

3. Optez pour un sujet neutre et positif :
Choisissez un sujet qui est susceptible d'engager une conversation positive et agréable. Évitez les sujets polémiques ou controversés.

4. Posez une question ouverte :
Posez une question qui encourage une réponse détaillée et qui invite à la discussion. Cela peut être sur un intérêt commun, un événement actuel, ou quelque chose de léger et amusant.

5. Restez à l'écoute :
Même lorsque vous changez de sujet, continuez à être attentif à la réaction de votre partenaire. Cela vous permettra d'ajuster la conversation au besoin.

6. Gardez une ambiance détendue :
L'objectif est de rétablir une atmosphère détendue et confortable. Évitez les sujets qui pourraient générer plus de tension.

7. Soyez engagé dans la nouvelle conversation :
Une fois que vous avez changé de sujet, soyez pleinement présent dans la nouvelle discussion. Montrez de l'intérêt et engagez-vous activement.

Changer de sujet de manière habile est une compétence précieuse pour gérer les moments gênants avec grâce. Cela permet de préserver une atmosphère positive et de maintenir la fluidité de la conversation. C'est aussi un moyen de montrer que vous êtes attentif aux émotions et au confort de votre partenaire.

E. Utilisez l'humour pour alléger l'ambiance

L'humour peut être une arme puissante pour dissiper la gêne. Voici quelques conseils pour l'utiliser de manière efficace :

1. Soyez sensible au contexte :
Choisissez soigneusement le moment pour introduire de l'humour. Attendez une pause naturelle dans la conversation où une touche de légèreté serait bienvenue.

2. Optez pour un humour bienveillant :
Évitez les blagues qui pourraient être mal interprétées ou offensantes. Optez pour un humour qui célèbre la joie et la camaraderie plutôt que de se moquer de quelqu'un.

3. Faites preuve d'auto-dérision :
Si approprié, n'hésitez pas à faire preuve d'auto-dérision. Rire de vous-même montre que vous êtes capable de prendre du recul et de gérer les situations embarrassantes avec grâce.

4. Ne forcez pas l'humour :
Si une tentative d'humour ne prend pas, ne forcez pas la situation. Laissez l'humour venir naturellement plutôt que de chercher à tout prix à dédramatiser.

5. Restez positif :
Optez pour un humour qui crée une ambiance positive. Évitez les sujets négatifs ou qui pourraient susciter de l'inconfort.

6. Soyez prêt à vous adapter :
Si votre tentative d'humour ne fonctionne pas comme prévu, soyez prêt à vous adapter et à passer à autre chose. Ne vous attardez pas sur un moment gênant.

7. Gardez un ton respectueux :
Assurez-vous que l'humour que vous utilisez ne blesse ni ne mette mal à l'aise personne. Cela devrait plutôt contribuer à créer une atmosphère détendue.

8. Restez authentique :
Utilisez l'humour qui correspond à votre personnalité et à votre style. Ne forcez pas un type d'humour qui ne vous convient pas.

L'humour bien utilisé peut transformer une situation gênante en un moment léger et mémorable.
Cependant, rappelez-vous que l'humour est subjectif, et ce qui peut être drôle pour certains ne l'est pas nécessairement pour d'autres. Soyez attentif aux signaux de votre partenaire et ajustez votre approche en conséquence.

F. Continuez comme si de rien n'était

Cette approche peut être extrêmement efficace pour surmonter une situation gênante.
Voici pourquoi cela peut être bénéfique et comment l'appliquer :

1. Évite de Mettre l'Emphase sur l'Incident :
En continuant la conversation ou l'activité sans faire référence à l'incident embarrassant, vous évitez d'accorder trop d'importance à ce moment gênant.

2. Montre de la Maturité Émotionnelle :
En agissant avec naturel, vous montrez que vous êtes capable de gérer des situations inattendues avec calme et maturité. Cela peut en fait vous faire paraître encore plus attrayant.

3. Permet de Passer à Autre Chose :
En ne restant pas accroché à l'incident, vous permettez à la dynamique du rendez-vous de se rétablir naturellement. Vous donnez une chance au reste de la soirée de se dérouler de manière plus agréable.

4. Crée un Sentiment de Confort :
En agissant comme si rien ne s'était passé, vous montrez à votre partenaire que vous êtes à l'aise avec vous-même et que vous n'êtes pas facilement déstabilisé par les petites embûches.

5. Démontre de l'Assurance :
En continuant avec assurance, vous montrez que vous ne laissez pas les situations embarrassantes vous affecter de manière négative. Cela peut être très attirant.

6. Peut Créer un Moment d'Humour :
Souvent, si vous ne faites pas tout un plat de la situation, cela peut finir par devenir une anecdote amusante que vous pourrez partager plus tard, une fois que vous vous connaîtrez mieux.

7. Laisse de l'Espace pour la Grâce :
En ne réagissant pas exagérément à la gêne, vous donnez également à votre partenaire la possibilité de réagir de la même manière. Cela peut permettre de désamorcer la situation plus rapidement.

Il est important de noter que cette approche n'est pas toujours appropriée. Dans certaines situations, il peut être préférable d'aborder l'incident avec humour ou d'en parler ouvertement. Cependant, dans de nombreux cas, en continuant simplement comme si de rien n'était, vous pouvez rapidement rétablir une atmosphère confortable et détendue pour le reste du rendez-vous.

II) Transformer les moments maladroits en opportunités de rire

Les moments maladroits peuvent devenir des souvenirs amusants si vous savez comment les gérer. Voici comment les transformer en opportunités de rire.

A. Ne prenez pas les choses trop au sérieux

Cette attitude est cruciale pour maintenir une atmosphère détendue et agréable, même après un moment gênant.
Voici pourquoi il est important de ne pas se prendre trop au sérieux et comment l'appliquer :

1. Favorise la légèreté :
En adoptant une attitude décontractée face à un moment gênant, vous créez une atmosphère plus détendue. Cela permet à vous deux de respirer et de continuer à profiter du rendez-vous.

2. Démontre de l'humilité :
En riant de vous-même ou en minimisant l'incident, vous montrez que vous êtes humain et que vous pouvez faire preuve d'humilité. C'est une qualité très attrayante.

3. Réduit la pression :
Prendre les choses trop au sérieux peut créer de la pression et du stress inutiles. En laissant un peu de place pour les erreurs et les moments maladroits, vous rendez l'expérience beaucoup plus agréable pour vous deux.

4. Montre de la souplesse d'esprit :
Être capable de rire des petites embûches démontre une flexibilité mentale et émotionnelle, des qualités précieuses dans une relation.

5. Crée des souvenirs mémorables :
Souvent, ce sont les moments maladroits qui deviennent les souvenirs les plus mémorables. Plus tard, vous pourrez rire de cette expérience ensemble.

6. Favorise la connexion :
En montrant votre côté léger et en riant de la situation, vous créez une connexion spéciale avec votre partenaire. Partager un moment gênant peut parfois renforcer la proximité.

7. Rends l'autre personne à l'aise :
Si vous prenez la situation avec légèreté, cela permet également à votre partenaire de se sentir moins gêné. Ils sont plus susceptibles de suivre votre exemple et de ne pas laisser l'incident les perturber.

8. Montre de la maturité émotionnelle :
Être capable de faire preuve d'humour et de légèreté face à un moment embarrassant est un signe de maturité émotionnelle. Cela montre que vous êtes à l'aise avec vous-même.

En gardant à l'esprit que tout le monde fait des erreurs et que les moments maladroits font partie de la vie, vous pouvez créer une atmosphère plus décontractée et agréable lors de votre rendez-vous. Cela permet à vous deux de vous détendre et de profiter du moment, malgré les petites embûches qui peuvent survenir.

B. Faites un clin d'œil à la situation

Lorsqu'une situation gênante se présente, faire une remarque légère et humoristique à ce sujet peut être une façon charmante de la désamorcer.
Voici pourquoi et comment le faire :

1. Détends l'atmosphère :
Un petit clin d'œil humoristique peut instantanément décompresser une situation tendue. Cela montre que vous êtes capable de gérer des moments délicats avec légèreté.

2. Montre votre sens de l'humour :
Faire preuve d'esprit et d'humour dans des situations inconfortables est un signe de maturité émotionnelle et de confiance en soi.

3. Encourage la connexion :
L'humour partagé crée un lien spécial entre vous et votre partenaire. Partager un rire dans une situation gênante peut renforcer la complicité entre vous.

4. Démontre de l'assurance :
Faire une remarque légère montre que vous êtes à l'aise avec vous-même et que vous n'êtes pas facilement déstabilisé par les petites embûches de la vie.

5. Transforme l'inconfort en opportunité :
En faisant une remarque drôle sur la situation, vous transformez quelque chose de potentiellement embarrassant en un moment de complicité et de rire.

6. Rends la situation mémorable :
Souvent, ce sont les moments gênants qui deviennent les souvenirs les plus mémorables. Plus tard, vous pourrez rire ensemble de cette expérience.

7. Montre de la souplesse d'esprit :
Être capable de prendre du recul et d'en rire démontre une agilité mentale et émotionnelle, des qualités très appréciées dans une relation.

8. Soulage la tension :
Une remarque légère peut soulager la tension que chacun peut ressentir dans une situation gênante. Cela permet à vous deux de respirer et de continuer à apprécier votre rendez-vous.

Voici quelques conseils pour faire un clin d'œil à une situation gênante de manière appropriée :

- Soyez bienveillant : Assurez-vous que votre remarque ne blesse ni n'humilie personne, y compris vous-même.

- **Gardez le ton léger** : Évitez les blagues trop sarcastiques ou trop pointues. L'objectif est de faire sourire, pas de créer un malaise.

- **Restez authentique** : Faites une remarque qui reflète votre propre personnalité et votre propre sens de l'humour.

En faisant un clin d'œil à une situation gênante, vous montrez que vous avez la capacité de prendre du recul et de faire preuve d'humour, des qualités précieuses qui favorisent des interactions authentiques et mémorables.

C. Rappelez-vous que personne n'est parfait

Lorsque vous vous trouvez dans une situation gênante, il est crucial de garder à l'esprit que tout le monde fait des erreurs.
Voici pourquoi cela est important et comment vous pouvez l'appliquer :

1. Favorise l'authenticité :
Admettre que vous n'êtes pas parfait renforce votre authenticité. Cela montre que vous êtes humain, avec vos forces et vos faiblesses.

2. Crée de la connexion :
Les gens sont souvent plus à l'aise autour de ceux qui montrent leur côté humain. Votre capacité à reconnaître vos imperfections peut créer une connexion plus profonde avec votre partenaire.

3. Allège la pression :
En acceptant que vous n'êtes pas infaillible, vous vous libérez de la pression de devoir toujours être parfait. Cela vous permet de vous détendre et de profiter du moment.

4. Montre de la maturité émotionnelle :
Reconnaître ses erreurs et les prendre avec légèreté est un signe de maturité émotionnelle. Cela montre que vous pouvez gérer les situations délicates avec grâce.

5. Encourage la tolérance :
Lorsque vous êtes indulgent envers vous-même, vous êtes également plus enclin à être indulgent envers les autres. Cela crée un environnement de compréhension et de compassion.

6. Favorise la croissance personnelle :
En acceptant vos imperfections, vous vous donnez l'opportunité d'apprendre et de grandir. Vous pouvez voir les moments gênants comme des opportunités d'amélioration.

7. Crée des souvenirs authentiques :
Souvent, ce sont les moments où nous montrons notre côté humain qui deviennent les souvenirs les plus précieux. Ils racontent une histoire authentique de qui nous sommes.

8. Développe la confiance en soi :
Être à l'aise avec vos imperfections renforce votre confiance en vous. Vous apprenez à vous aimer pour qui vous êtes, avec vos forces et vos faiblesses.

Gardez à l'esprit que personne ne s'attend à ce que vous soyez parfait. Les gens apprécient souvent la vulnérabilité et l'authenticité. Cela montre que vous êtes réel, et cela peut même renforcer l'attraction entre vous et votre partenaire. Alors, respirez profondément, souriez et rappelez-vous que tout le monde fait des erreurs - c'est ce qui nous rend humains.

D. Créez une connexion à partir de l'expérience partagée

Lorsqu'un moment maladroit survient, il peut parfois devenir un point d'ancrage inattendu pour une connexion plus profonde.

Voici pourquoi cela peut être important et comment vous pouvez l'appliquer :

1. Forge un lien spécial :
Partager un moment gênant crée une expérience commune unique entre vous et votre partenaire. Cela peut renforcer le lien entre vous, car vous avez traversé quelque chose d'inhabituel ensemble.

2. Démontre une ouverture :
En reconnaissant le moment maladroit et en en parlant avec votre partenaire, vous montrez que vous êtes ouvert à la communication et que vous n'avez pas peur d'être vulnérable.

3. Favorise une communication honnête :
Parler de la situation gênante peut ouvrir la voie à des conversations plus honnêtes et authentiques. Vous vous montrez tels que vous êtes réellement, ce qui renforce la confiance mutuelle.

4. Crée des souvenirs uniques :
Bien que le moment puisse sembler gênant à l'époque, il peut devenir une anecdote amusante à partager à l'avenir. Vous pouvez rire de la situation ensemble et créer un souvenir mémorable.

5. Montre de la maturité émotionnelle :
Être capable de reconnaître et de surmonter un moment maladroit avec votre partenaire démontre une maturité émotionnelle. Cela montre que vous pouvez gérer des situations délicates avec grâce.

6. Développe la confiance en la relation :
En abordant les moments maladroits avec maturité et humour, vous renforcez la confiance dans la relation. Cela montre que vous êtes prêt à faire face aux défis ensemble.

7. Renforce l'attraction mutuelle :
Faire preuve d'authenticité et de vulnérabilité peut renforcer l'attraction entre vous et votre partenaire. Cela montre que vous êtes réel et que vous êtes prêt à partager tous les aspects de vous-même.

8. Crée un environnement de compréhension :
En utilisant un moment maladroit comme point de départ, vous créez un environnement où chacun se sent compris et accepté, quelles que soient les circonstances.

Lorsqu'un moment maladroit survient, ne le voyez pas seulement comme une situation embarrassante, mais comme une opportunité de créer une connexion spéciale avec votre partenaire. Partagez vos sentiments à ce sujet, riez-en ensemble et transformez-le en une anecdote amusante qui renforce votre relation. Cela montre que vous êtes prêt à embrasser tous les aspects de la vie, même les moments un peu gênants.

E. Transformez la gêne en complicité

Lorsqu'un moment maladroit survient, il offre une opportunité unique de renforcer la complicité avec votre partenaire.
Voici comment vous pouvez transformer la gêne en un moment de complicité :

1. Partagez un Rire Commun :
Si votre partenaire partage votre sens de l'humour, le moment maladroit peut devenir une source de rire commun. Rire ensemble de la situation renforce la complicité en créant un souvenir amusant que vous partagez.

2. Démontre la Capacité à Rire de Soi-même :
En riant de la situation avec votre partenaire, vous montrez que vous pouvez rire de vous-même. Cela démontre une confiance en soi authentique et crée un climat de complicité.

3. Crée des Souvenirs Uniques :
Transformer un moment gênant en un moment de complicité crée un souvenir unique entre vous. Vous pouvez vous rappeler de ce moment spécial et en rire ensemble à l'avenir.

4. Renforce la Connexion Émotionnelle :
Partager un rire sincère crée une connexion émotionnelle profonde. Vous montrez que vous pouvez traverser des moments embarrassants ensemble et en sortir plus forts.

5. Favorise l'Authenticité :
Rire ensemble de la situation montre que vous êtes authentiques l'un envers l'autre. Vous n'avez pas peur d'être vulnérables et de montrer tous les aspects de vous-même.

6. Cultive une Ambiance de Confiance :
Transformer la gêne en complicité renforce la confiance dans la relation. Cela montre que vous pouvez aborder les moments délicats avec maturité et humour.

7. Crée un Langage Secret :
En partageant ce moment de complicité, vous créez un langage secret entre vous. Vous avez votre propre blague interne qui renforce votre connexion.

8. Montre que Vous Prenez les Choses avec Légèreté :
En riant de la situation, vous montrez que vous ne prenez pas les choses trop au sérieux. Vous êtes capables de gérer les moments embarrassants avec grâce.

Transformer la gêne en complicité est une façon puissante de renforcer la connexion avec votre partenaire. Au lieu de laisser un moment maladroit créer de la distance, utilisez-le comme une opportunité de rapprochement. Riez-en ensemble, partagez le plaisir de l'instant, et créez un souvenir spécial qui renforce votre relation.

F. Faites preuve de grâce et d'élégance dans la gêne

La façon dont vous gérez une situation embarrassante peut souvent être plus mémorable que la situation elle-même.

Voici quelques conseils pour faire preuve de grâce et d'élégance dans ces moments :

1. Restez calme et maître de vous-même :
Gardez votre sang-froid. Évitez de paniquer ou de vous laisser submerger par la gêne. Une attitude calme et maîtrisée montre votre capacité à gérer les situations délicates avec élégance.

2. Souriez et prenez du recul :
Un sourire bienveillant et un brin de recul montrent que vous ne prenez pas la situation trop à cœur. Cela démontre votre maturité et votre capacité à relativiser.

3. Acceptez la gêne avec grâce :
Plutôt que de chercher à la nier ou à la cacher, acceptez la situation avec grâce. Admettez si nécessaire que quelque chose d'inattendu s'est produit, mais évitez de dramatiser.

4. Soyez courtois envers les autres :
Si la situation implique d'autres personnes, soyez courtois envers elles. Si quelqu'un d'autre est impliqué dans la situation, assurez-vous de faire preuve de respect et de considération envers cette personne.

5. Offrez des excuses si nécessaire :
Si la situation exige des excuses, offrez-les avec sincérité et respect. Évitez de minimiser ou de rejeter la faute. Assumer la responsabilité montre votre intégrité.

6. Continuez avec confiance :
Une fois que la situation gênante est gérée, continuez avec confiance. Ne laissez pas le moment embarrassant dicter le reste de l'interaction. Montrez que vous êtes capable de surmonter des défis avec élégance.

7. Utilisez l'humour avec sagesse :
Si la situation s'y prête, un trait d'humour bien placé peut alléger l'ambiance et montrer que vous savez prendre du recul. Cependant, assurez-vous que l'humour reste bienveillant et approprié.

8. Faites preuve de compassion envers vous-même :
N'oubliez pas d'être bienveillant envers vous-même. Accordez-vous la même compassion que vous offririez à un ami dans une situation similaire.

9. Apprenez de l'Expérience :
Chaque situation gênante offre une opportunité d'apprentissage. Réfléchissez à ce que vous pourriez faire différemment à l'avenir pour éviter des situations similaires.

Faire preuve de grâce et d'élégance dans la gêne démontre votre maturité émotionnelle et votre capacité à gérer les moments difficiles avec dignité. Cela crée une impression durable et montre que vous êtes capable de naviguer avec confiance dans toutes les situations.
En utilisant ces conseils, vous pouvez transformer les moments maladroits en opportunités de rire et de connexion authentique. Cela peut même renforcer la complicité entre vous et votre partenaire.

Les textos et les réseaux sociaux : comment éviter le faux pas 2.0

Les moyens de communication numériques, tels que les textos et les réseaux sociaux, sont devenus incontournables dans nos vies. Cependant, ils apportent leur propre ensemble de défis en matière de séduction et de communication.
Voici quelques conseils pour naviguer avec succès dans le monde de la communication digitale :

I) Règles d'or pour la communication digitale

A. Soyez clair et concis

Dans le monde actuel, où les gens sont constamment sollicités par de multiples sources d'information, il est crucial d'être clair et concis dans vos communications numériques.
Voici pourquoi cette approche est si importante :

1. Capturez l'attention :
Les gens ont tendance à scanner rapidement les messages. En étant clair et concis, vous augmentez vos chances de capter leur attention dès le début.

2. Facilitez la compréhension :
Des messages courts et directs sont plus faciles à assimiler. Ils évitent toute confusion ou interprétation erronée, ce qui est crucial dans la communication digitale où le non-verbal est limité.

3. Gardez l'intérêt :

Un message trop long peut perdre l'intérêt du destinataire. En allant droit au but, vous maximisez les chances que votre message soit lu et compris dans son intégralité.

4. Économisez du temps :

Tant pour vous que pour votre interlocuteur, des messages courts et précis sont plus efficaces. Cela permet à tout le monde de gagner du temps et d'aller à l'essentiel.

5. Montrez du respect :

En étant concis, vous montrez que vous respectez le temps et l'attention de votre interlocuteur. C'est une marque de considération appréciée.

6. Évitez les malentendus :

Les messages longs peuvent parfois être sujets à des interprétations diverses. En étant clair et concis, vous réduisez les risques de malentendus.

7. Mettez en valeur l'essentiel :

En focalisant sur l'information la plus pertinente, vous mettez en valeur ce qui compte vraiment. Cela permet de ne pas noyer l'essentiel dans une masse d'informations.

8. Adaptez-vous au médium :

Sur les réseaux sociaux ou les applications de messagerie, la concision est souvent de mise. Les messages longs peuvent paraître intrusifs et peu adaptés à ces plateformes.

En pratiquant la clarté et la concision dans vos communications numériques, vous maximisez l'impact de vos messages et favorisez une compréhension mutuelle. Cela montre également que vous respectez le temps et l'attention de votre interlocuteur, renforçant ainsi vos relations.

B. Répondez de manière opportune

Répondre de manière opportune dans la communication digitale est un élément essentiel pour maintenir des échanges fluides et montrer votre considération envers votre interlocuteur.
Voici pourquoi cette pratique est cruciale :

1. Manifestation d'intérêt :
Une réponse rapide indique que vous êtes investi dans la conversation et que vous accordez de l'importance à l'interaction.

2. Maintien de la dynamique :
Les conversations numériques sont souvent rapides et dynamiques. En répondant promptement, vous évitez de briser le flux naturel de la conversation.

3. Évite l'inquiétude :
Lorsque quelqu'un attend une réponse, un délai prolongé peut susciter de l'inquiétude ou du doute quant à l'intérêt ou à l'engagement de l'autre personne.

4. Professionnalisme :
Dans un contexte professionnel, une réponse rapide dénote un professionnalisme et un souci de l'efficacité.

5. Respect du temps de l'autre :
Répondre promptement montre que vous respectez le temps de votre interlocuteur et que vous ne le laissez pas en suspens.

6. Évite l'oubli :
En répondant rapidement, vous réduisez le risque d'oublier de répondre ultérieurement lorsque les choses deviennent mouvementées.

7. Démontre une bonne gestion de la communication :
Être attentif à vos notifications et répondre dans un délai raisonnable indique que vous êtes un communicateur fiable et organisé.

8. Évite les malentendus :
Une réponse tardive peut parfois être mal interprétée, laissant la place à des suppositions ou des malentendus.

Cela dit, il est important de noter que chacun a son propre rythme de communication. Il n'est pas nécessaire de répondre instantanément à chaque message, mais il est recommandé de le faire dans un délai raisonnable pour maintenir une communication fluide et respectueuse.

C. Utilisez un langage respectueux

Utiliser un langage respectueux dans la communication digitale est une règle d'or.
Voici pourquoi cette pratique est si importante :

1. Crée un environnement positif :
Un langage respectueux favorise une atmosphère positive et encourageante. Cela montre que vous êtes attentionné et bienveillant envers votre interlocuteur.

2. Évite les malentendus :
Des mots choisis avec soin aident à éviter les malentendus et les interprétations erronées. La communication digitale ne permet pas de lire les indices non verbaux, il est donc essentiel de s'exprimer clairement et avec respect.

3. Préserve la dignité :
Un langage respectueux préserve la dignité et la valeur de chaque individu. Cela montre que vous considérez votre interlocuteur avec estime et considération.

4. Favorise une communication ouverte :
Lorsque les gens se sentent respectés, ils sont plus enclins à s'ouvrir et à partager leurs idées, leurs opinions et leurs émotions de manière honnête.

5. Évite les conflits inutiles :
Un langage respectueux réduit le risque de provoquer des conflits ou des tensions. Il établit un terrain commun où les échanges peuvent se dérouler de manière harmonieuse.

6. Démontre une maturité émotionnelle :
Utiliser un langage respectueux témoigne d'une maturité émotionnelle et d'une intelligence sociale. Cela montre que vous êtes capable de communiquer de manière constructive et bienveillante.

7. Favorise la confiance :
La communication respectueuse construit la confiance. Lorsque vous communiquez avec respect, les autres sont plus enclins à vous faire confiance et à être ouverts avec vous.

8. Évite les regrets :
Les messages impulsifs ou écrits dans un ton inapproprié peuvent souvent être source de regrets. Un langage respectueux évite ces situations regrettables.

En fin de compte, utiliser un langage respectueux dans la communication digitale est un signe de considération et de courtoisie envers votre interlocuteur. Cela crée une base solide pour des échanges fructueux et constructifs, que ce soit dans le contexte personnel ou professionnel.

D. Évitez les malentendus

Les malentendus sont un défi courant dans la communication digitale en raison de l'absence de signaux non verbaux.
Voici pourquoi il est crucial d'éviter les malentendus :

1. Absence de signaux non verbaux :
Dans une conversation en ligne, on ne peut pas voir les expressions faciales, les gestes ou entendre l'intonation de la voix, ce qui peut entraîner des interprétations erronées.

2. Interprétations subjectives :

Les mots et les phrases peuvent être interprétés de différentes manières selon l'expérience et la perspective de chaque individu. Ce qui semble clair pour vous peut être perçu différemment par quelqu'un d'autre.

3. Prévention des conflits :

Les malentendus peuvent facilement conduire à des conflits. Il est donc essentiel de clarifier si quelque chose peut être interprété de manière ambiguë pour éviter les disputes inutiles.

4. Renforcement de la communication :

En clarifiant un message ambigu, vous démontrez un engagement envers une communication efficace et compréhensible. Cela renforce la qualité de la communication entre vous et votre interlocuteur.

5. Évitement des suppositions :

Clarifier un message évite que votre interlocuteur ne fasse des suppositions sur votre intention. Cela permet de s'assurer que la communication est fondée sur des faits et non sur des conjectures.

6. Maintien d'une relation harmonieuse :

Une communication claire et sans ambiguïté est essentielle pour maintenir une relation harmonieuse. Elle établit un environnement de confiance et de respect mutuel.

7. Favorise la collaboration :

Dans un contexte professionnel, la communication claire est cruciale pour la collaboration et le travail d'équipe efficaces. Elle évite les erreurs dues à des malentendus.

8. Montre une intention positive :

Prendre le temps de clarifier un message montre que vous avez une intention positive et que vous vous souciez de la compréhension mutuelle.

En résumé, éviter les malentendus dans la communication digitale est essentiel pour des interactions fructueuses et harmonieuses. La clarification lorsque nécessaire démontre une communication proactive et l'engagement envers des échanges clairs et compréhensibles.

E. Soyez vous-même

Rester authentique dans la communication digitale est tout aussi crucial que dans les interactions en face à face.
Voici pourquoi cela est important :

1. Établissement de la confiance :
La cohérence entre votre personnalité en ligne et hors ligne crée un sentiment de confiance. Les gens ont tendance à faire davantage confiance à ceux qui se montrent tels qu'ils sont.

2. Préservation de l'intégrité :
Être authentique signifie agir selon vos valeurs et vos convictions. Cela vous permet de préserver votre intégrité et de rester fidèle à vous-même.

3. Attirer les bonnes personnes :
En étant authentique, vous attirez des personnes qui vous apprécient pour ce que vous êtes réellement. Cela crée des relations plus authentiques et épanouissantes.

4. Éviter l'épuisement :
Jouer un rôle ou prétendre être quelqu'un que vous n'êtes pas peut être épuisant à long terme. Être soi-même vous permet de vous sentir plus à l'aise et moins stressé.

5. Encourager l'authenticité chez les autres :
Lorsque vous êtes authentique, cela encourage les autres à faire de même. Cela crée un environnement où chacun se sent libre d'être lui-même.

6. Favoriser des relations durables :
Les relations basées sur l'authenticité sont plus susceptibles de durer dans le temps. Elles sont fondées sur la véritable connexion et l'appréciation mutuelle.

7. Éviter la confusion :
Être authentique signifie que vous n'avez pas à vous souvenir d'un personnage que vous jouez. Cela évite la confusion et permet des interactions plus fluides.

8. Exprimer votre voix unique :
Chacun a des perspectives, des talents et des expériences uniques à offrir. Être authentique permet à votre voix individuelle de briller à travers vos communications.

9. Établissement d'une marque personnelle :
Dans le contexte professionnel, l'authenticité contribue à construire une marque personnelle forte et crédible.

En conclusion, être authentique dans la communication digitale vous permet de créer des connexions sincères, de préserver votre intégrité et d'attirer les bonnes personnes dans votre vie. Cela favorise des relations durables et significatives, que ce soit dans le domaine personnel ou professionnel.

II) Les emojis, alliés ou ennemis de la séduction ?

Les emojis sont des symboles visuels qui peuvent ajouter de l'émotion et de la nuance à vos messages. Voici quelques considérations.

A. Utilisez-les avec modération

Les emojis peuvent ajouter une touche personnelle, mais les sur-utiliser peut parfois sembler immature ou peu sérieux.
L'utilisation des emojis dans la communication digitale est devenue une norme sociale, et ils peuvent être très efficaces pour ajouter une dimension émotionnelle à vos messages. Cependant, il est essentiel de les utiliser avec discernement pour éviter tout malentendu ou une impression d'immaturité.

Voici quelques points à considérer :

Renforcer l'expression émotionnelle :
Les emojis sont un moyen efficace d'exprimer des émotions qui peuvent parfois être difficiles à transmettre par simple texte. Ils ajoutent une dimension supplémentaire à vos messages.

Personnalisation de la communication :
Les emojis peuvent personnaliser vos messages et refléter votre style de communication unique. Ils peuvent également aider à montrer que vous êtes à l'aise avec la technologie et les normes de communication actuelles.

Éviter la Froideur :
Dans un texte, il est souvent difficile de discerner le ton réel du message. Les emojis peuvent aider à éviter que vos messages ne soient mal interprétés comme froids ou distants.

Adaptation au contexte :
Certains contextes, comme les communications professionnelles ou les messages formels, peuvent ne pas être appropriés pour l'utilisation d'emojis. Dans ces cas, il vaut mieux s'en abstenir.

Réfléchissez à votre public :
Considérez à qui vous vous adressez. Les emojis peuvent être plus appropriés dans des conversations décontractées avec des amis ou des proches plutôt que dans des échanges professionnels.

Évitez l'overdose :
Bien que les emojis puissent ajouter une touche personnelle, les sur-utiliser peut parfois sembler immature ou peu sérieux. Un ou deux emojis bien placés peuvent suffire pour exprimer vos émotions.

Soyez conscient de la signification :
Certains emojis ont des significations culturelles ou contextuelles spécifiques. Assurez-vous de comprendre la signification derrière un emoji avant de l'utiliser.

Évitez les ambiguïtés :
Dans certaines situations, un emoji peut prêter à confusion ou être mal interprété. Soyez conscient du contexte et du message que vous souhaitez transmettre.

Restez professionnel :
Dans des contextes professionnels, il est préférable de limiter l'utilisation d'emojis à ceux qui sont formels et largement acceptés.

En fin de compte, l'utilisation des emojis dépend du contexte et de la nature de la relation que vous entretenez avec la personne à qui vous vous adressez. Il est important d'être conscient de l'impact que les emojis peuvent avoir et de les utiliser de manière appropriée pour chaque situation.

B. Choisissez-les avec sagesse

Certains emojis peuvent être interprétés différemment selon le contexte et la personne à qui vous parlez. Soyez conscient de cela.
Choisir les emojis avec sagesse est une étape importante pour garantir une communication efficace et sans malentendus.
Voici quelques conseils supplémentaires pour sélectionner judicieusement vos emojis :

1. Connaître la signification :
Chaque emoji a sa propre signification, mais elle peut varier en fonction du contexte culturel et personnel. Avant d'utiliser un emoji, assurez-vous de comprendre pleinement ce qu'il représente.

2. Éviter les interprétations ambiguës :
Certains emojis peuvent être sujets à différentes interprétations. Par exemple, le "👍" (pouce en l'air) est généralement considéré comme positif, mais dans certains cas, il pourrait être perçu comme sarcastique. Soyez attentif à cela.

3. Adapter aux relations :
Le choix des emojis peut être influencé par le niveau de proximité que vous entretenez avec la personne. Dans des relations plus formelles, il peut être préférable de rester avec des emojis neutres, tandis que dans des conversations entre amis proches, vous pouvez être plus expressif.

4. Éviter les emojis ambigus ou spécifiques :
Certains emojis peuvent être mal interprétés ou ne sont compris que par un groupe restreint de personnes. Évitez les emojis qui pourraient prêter à confusion.

5. Soyez sensible au contexte :
Lorsque vous choisissez un emoji, assurez-vous qu'il convient au sujet de la conversation. Par exemple, utiliser un emoji joyeux dans une conversation sérieuse peut sembler inapproprié.

6. Variez les emojis :
Utiliser toujours les mêmes emojis peut devenir monotone. Variez les expressions émotionnelles pour ajouter de la diversité à vos messages.

7. Faites attention aux emojis ironiques ou sarcastiques :
Les emojis peuvent être utilisés pour exprimer l'ironie, mais ils doivent être utilisés avec précaution. Une mauvaise interprétation peut entraîner des malentendus.

8. Soyez attentionné envers les sentiments de l'autre :
Si vous savez que votre interlocuteur a des sentiments particuliers concernant certains emojis, tenez-en compte pour éviter toute gêne.

9. Utilisez des emojis pour clarifier ou accentuer :
Les emojis peuvent être utiles pour mettre en lumière votre ton ou votre émotion dans un message. Par exemple, un "☺" (sourire) peut indiquer que vous êtes de bonne humeur.

Rappelez-vous toujours que les emojis sont un complément à la communication textuelle et ne devraient pas être utilisés pour remplacer des conversations sérieuses ou importantes. Ils peuvent ajouter de la couleur et de la personnalité à vos messages, mais doivent être utilisés avec discernement pour garantir une communication claire et respectueuse.

C. Adaptez-vous à votre interlocuteur

Si la personne avec qui vous communiquez utilise régulièrement des emojis, il peut être approprié de faire de même pour correspondre à son style.
S'adapter au style de communication de votre interlocuteur est une excellente manière de favoriser une connexion fluide et harmonieuse.
Voici quelques conseils supplémentaires pour bien s'adapter :

1. Observez le style d'écriture :
Avant d'utiliser des emojis, prenez un moment pour observer comment votre interlocuteur communique. S'ils intègrent fréquemment des emojis dans leurs messages, cela indique qu'ils apprécient ce mode d'expression.
2. Commencez modérément :
Si vous n'êtes pas sûr du niveau d'appréciation des emojis de votre interlocuteur, commencez par en utiliser un ou deux de manière discrète. Cela vous permettra de tester les eaux et d'ajuster votre utilisation en conséquence.

3. Évitez la surcharge d'emojis :
Bien que l'adaptation soit importante, évitez d'utiliser une multitude d'emojis dans un seul message, surtout si votre interlocuteur ne les utilise pas souvent. Cela pourrait être perçu comme excessif ou peu sérieux.

4. Restez authentique :
Même en adaptant votre style, assurez-vous de rester authentique. N'utilisez pas d'emojis qui ne correspondent pas à votre propre style de communication ou qui ne reflètent pas vos émotions réelles.

5. Soyez sensible au contexte :
Certains contextes, comme des conversations professionnelles ou formelles, peuvent ne pas être aussi propices à l'utilisation d'emojis que des discussions entre amis proches. Tenez-en compte dans votre choix d'utilisation.

6. Sachez quand arrêter :
Si votre interlocuteur ne semble pas réagir positivement à vos emojis ou s'ils n'en utilisent jamais eux-mêmes, il peut être judicieux de modérer votre utilisation ou de l'adapter en conséquence.

7. Soyez conséquent :
Si vous décidez d'utiliser des emojis, essayez de maintenir une certaine cohérence dans votre utilisation. Cela permettra à votre interlocuteur de mieux comprendre votre style et de s'y habituer.

8. Soyez attentif aux réactions :
Observez comment votre interlocuteur réagit à vos emojis. S'ils répondent positivement ou les intègrent dans leurs propres messages, c'est un bon signe que vous êtes sur la bonne voie.

9. Utilisez des emojis pertinents :
Choisissez des emojis qui correspondent au contenu de la conversation et à vos émotions réelles. Cela garantit que vos emojis sont toujours appropriés et bien compris.

En adaptant votre utilisation d'emojis à celle de votre interlocuteur, vous montrez que vous êtes attentif à leur style de communication, ce qui peut renforcer la connexion entre vous. Cependant, n'oubliez pas de rester fidèle à vous-même et à votre propre style de communication, même en adaptant votre utilisation d'emojis.

D. Soyez sensible au contexte

Les emojis ne conviennent pas toujours à toutes les situations.
Dans un contexte professionnel ou formel, par exemple, il peut être préférable de s'abstenir.

la sensibilité au contexte est cruciale lorsqu'il s'agit d'utiliser des emojis.

Voici quelques conseils supplémentaires pour être sensible au contexte :

1. Connaître la nature de la conversation :

Avant d'utiliser des emojis, prenez en considération la nature de la conversation. S'agit-il d'une discussion décontractée entre amis, d'une conversation professionnelle ou d'une correspondance officielle ? Adapter votre utilisation d'emojis en fonction de cela est essentiel.

2. Évaluer le niveau de formalité :

Plus la conversation est formelle, moins l'utilisation d'emojis est appropriée. Dans un cadre professionnel, par exemple, il est généralement préférable de rester sobre et formel dans votre communication.

3. Observer les normes de l'industrie :

Chaque industrie a ses propres normes en matière de communication. Certains secteurs peuvent être plus ouverts à l'utilisation d'emojis, tandis que d'autres peuvent privilégier une communication plus sobre et professionnelle.

4. Tenir compte des relations :

La nature de votre relation avec la personne à qui vous parlez est également importante. Si vous entretenez une relation plus informelle, l'utilisation d'emojis peut être plus appropriée. En revanche, dans un contexte professionnel strict, il vaut mieux être plus réservé.

5. Penser à l'impact professionnel :

Si vous communiquez dans un contexte professionnel, considérez l'impact que l'utilisation d'emojis peut avoir sur votre image et votre professionnalisme. Si vous avez le moindre doute, il peut être préférable de s'abstenir.

6. Respecter les règles de l'entreprise :

Si vous communiquez au nom d'une entreprise ou d'une organisation, il est important de respecter les directives de l'entreprise en matière de communication, ce qui peut inclure des restrictions sur l'utilisation d'emojis.

7. Savoir lire les signaux :
Si votre interlocuteur utilise des emojis dans la conversation, cela peut indiquer qu'ils sont à l'aise avec ce mode de communication. Cependant, cela ne signifie pas nécessairement que vous devriez en faire de même, surtout si vous n'êtes pas sûr de la nature de votre relation.

8. Opter pour la simplicité :
Si vous choisissez d'utiliser des emojis dans un contexte formel, optez pour des emojis simples et universellement compris. Évitez les emojis trop spécifiques ou ceux qui pourraient être mal interprétés.

En fin de compte, il est essentiel de faire preuve de discernement et de jugement lors de l'utilisation d'emojis, en tenant toujours compte du contexte et de la nature de la conversation. Cela garantira que votre communication reste appropriée et respectueuse, quel que soit le cadre.
En naviguant avec tact dans l'univers numérique, vous pouvez renforcer vos relations et maintenir une communication fluide et respectueuse. L'essentiel est de rester attentif, authentique et adaptatif à chaque situation.

Conclusion : Devenez un expert en séduction chill !

Félicitations ! Vous avez maintenant exploré les différentes facettes de la séduction chill, un art qui repose sur l'authenticité, l'écoute et la bienveillance.
Voici un récapitulatif des principaux points à retenir pour devenir un expert en séduction chill :

1. La Confiance en Soi Authentique :
La confiance en soi est la base de toute séduction. Cultivez une confiance en vous qui soit ancrée dans votre authenticité. Apprenez à vous accepter pleinement avec vos forces et vos faiblesses.

2. Le Charme dans les Détails :
Les petits gestes et les attentions particulières créent une impression durable. Montrez que vous vous souciez en prêtant attention aux détails et en montrant de l'intérêt pour les autres.

3. L'Humour Bienveillant :
L'humour peut briser la glace et créer une ambiance détendue. Optez pour un humour qui célèbre la joie et l'inclusion, évitez les blagues blessantes ou offensantes.

4. L'Écoute Active :
Pratiquez l'écoute active pour créer des connexions profondes. Soyez pleinement présent dans la conversation, posez des questions pertinentes et montrez de l'intérêt pour ce que l'autre dit.

5. Les Rendez-Vous Insolites :
Épatez sans vous prendre la tête en planifiant des rendez-vous originaux et mémorables. Optez pour des expériences qui favorisent la spontanéité et la connexion.

6. Gérer les Hic avec Grâce :
Les moments maladroits font partie de la vie. Restez calme, faites preuve d'auto-dérision si c'est approprié, et transformez la gêne en opportunité de rire ensemble.

7. Communication Digitale Maîtrisée :
Dans le monde numérique, la clarté, la concision et la réactivité sont essentielles. Utilisez les emojis avec discernement et adaptez-vous au style de communication de votre interlocuteur.

En mettant en pratique ces conseils, vous développerez votre propre style de séduction chill, basé sur l'authenticité, l'écoute active et le respect. Souvenez-vous, la séduction chill repose sur l'idée que vous n'avez pas à jouer un rôle pour créer des connexions significatives. Restez fidèle à vous-même et laissez les relations se développer naturellement.
Alors, partez avec confiance et soyez prêt à séduire avec un état d'esprit chill ! Vous êtes désormais prêt à aborder les interactions sociales avec une approche détendue et authentique. N'oubliez pas, la séduction n'est pas un jeu de manipulation, mais une célébration de la connexion humaine. Alors, lancez-vous et que l'aventure commence !

Annexes :

Liste de lecture recommandée sur la séduction et les relations :

- "Les 5 Langages de l'Amour" par Gary Chapman : Ce livre explore les différentes façons dont les individus expriment et ressentent l'amour, ce qui est essentiel pour comprendre les besoins de votre partenaire.
- "L'Art de la Séduction" par Robert Greene : Bien que le titre puisse sembler provocateur, ce livre examine les différentes stratégies et principes qui sous-tendent les interactions humaines et peut offrir des perspectives intéressantes.
- "Les Hommes Viennent de Mars, les Femmes Viennent de Vénus" par John Gray : Cet ouvrage classique explore les différences fondamentales entre les hommes et les femmes en matière de communication et de relations.
- "Comment se connecter aux autres ?" par John C. Maxwell : Ce livre met en avant l'importance de l'intégrité dans les relations, en soulignant comment être une personne fiable et authentique.
- "Savoir Écouter, ça S'Apprend !" par Christel Petitcollin : Un guide pratique pour développer vos compétences en écoute active, essentielles pour établir des connexions profondes.

Ressources supplémentaires pour approfondir vos connaissances :

- Cours en ligne sur la communication et les relations : Des plateformes comme Coursera, Udemy et LinkedIn Learning proposent des cours en ligne sur divers aspects de la communication et des relations interpersonnelles.
- Podcasts sur la séduction et les relations : De nombreux podcasts proposent des conseils et des discussions approfondies sur la séduction, les relations et la communication.
- Ateliers et formations en groupe : Recherchez des événements locaux ou en ligne qui offrent des formations et des ateliers sur la communication, la séduction et les relations.

- Blogs et forums en ligne : Des communautés en ligne comme Reddit abritent des discussions sur la séduction, les relations et la communication, offrant une plateforme pour échanger des conseils et des expériences.
- Coaching en relations : Si vous recherchez un soutien plus personnalisé, envisagez de consulter un coach en relations ou un conseiller en communication.

Ces ressources complémentaires vous permettront d'approfondir vos connaissances et de développer encore davantage vos compétences en matière de séduction et de relations.

Que votre parcours soit rempli d'apprentissages et d'expériences enrichissantes !

www.ingramcontent.com/pod-product-compliance
Lightning Source LLC
Chambersburg PA
CBHW070817280726
48660CB00016B/1914